绘图

彭晓飞　马凌燕　吴芝璇　马　丹

模特

杨　虎　余函阳　张诗豪　黄悦淇

拍摄

刘雨雯　姜　伟　刘小琴

文字整理

麦　刚　张　芸　唐荣锐　程　蕾
杨南岚　王艳梅　姚　蓉　邓　磊
刘　莹　杨　雪　谢小华　陈忠毅
巫　奇

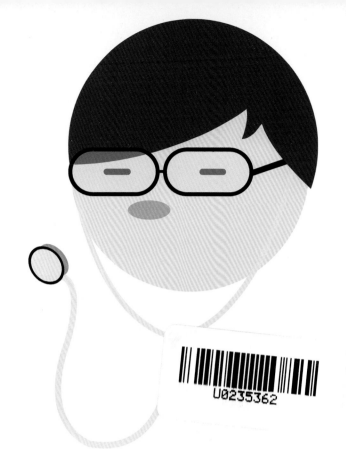

急救小专家成长记
之技能训练

何顶秀 黄楷森　著

人民卫生出版社

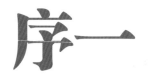

序一

急诊医师的心愿

　　"急救常识从孩子学起，急救技能从孩子普及"，这套急救常识和技能的中小学生科普书籍从创意到出版不难看出作者的良苦用心。作为一位每天都在跟生死打交道的急诊医师，她知道普及急救知识对公众来说多么需要；同时，作为两位孩子的母亲，她清楚让孩子们从小学习急救技能多么重要。

　　这套寓教于"救"的"小人书"，把基础的躲灾避险常识和自救互救方法教给孩子们，让他们知道怎样应对危险，保护自身安全。

　　受邀作序，让我想起多年前看到的两个感人故事：妈妈在家被歹徒刺伤生命危急，几岁的男孩被吓坏了，他拨通"911"呼救电话，妈妈终于得救了；还有一个孩子用学到的心肺复苏术急救猝死倒地的亲人，为抢救生命赢得了宝贵的时间。故事里两个孩子的行为证明：早期对孩子进行急救教育是非常必要的。这套书籍图文并茂、浅显易懂，相信急诊医师的心愿会赢得孩子们的喜爱，也会得到家长、学校和社会的支持。

李远建

四川省成都市急救指挥中心主任医师

四川省医师协会急诊医师分会副主任委员

四川省医院管理协会急救中心管理分会副主任委员

2017 年 9 月

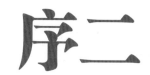

让孩子们多一份知识，少一分危险

孩子作为家庭和社会的未来，具有智力发育快、好奇心强、求知欲旺盛的特点。孩子成长阶段，体力智力发育仍不完善，自我保护意识弱，缺乏基本的安全常识。

在这个日新月异的时代，我们所处的自然环境和社会环境都变得越来越复杂。作为父母，不可能让孩子像娇嫩的花朵一样永远生活在自己的庇护之下。因此，我们应当尽早把"安全知识"的保护伞交到孩子手里，让他们为自己遮风挡雨，"多一份知识，少一份危险"。

《急救小专家成长记》分为"远离危险"和"技能训练"两册。该书以一个个情景故事的形式，针对不同年龄阶段孩子的心理特点和理解能力，围绕家庭、校园、户外、游戏等多个主要的生活场景，讲述了经常发生在我们身边的安全故事，让孩子们在快乐阅读的同时学会重要的安全常识、自救知识和技巧，培养孩子保护自我、远离危险的意识，为他们的健康成长提供有效的呵护。

梁宗安

四川大学华西医院呼吸科主任

中华医学会呼吸病学分会呼吸治疗学组副组长

四川省医师协会呼吸医师专科委员会主任委员

2017 年 9 月

编者的话

120 急救电话应该怎么拨打？

为什么要远离电源插座？

鱼刺卡住喉咙怎么办？

为什么不能带剪刀到学校？

被小狗咬伤后该怎么办？

你会做心肺复苏吗？

烧伤烫伤后该怎么处理？

快来了解关于健康急救的知识，变身急救小专家！

《急救小专家成长记》针对不同年龄阶段的孩子，分为"远离危险"和"技能训练"两册。

《远离危险》册主要针对幼儿园至小学低年级学生，从日常生活入手，将潜藏在孩子生活中的危险展现在情景故事中，由此引出实用贴心的安全提示。

《技能训练》册则针对中学的孩子，侧重于向孩子们展示如何自我保护，传递正确的自救方法和技能。内容涵盖了预防、呼救、居家安全、校园安全和家庭安全等方面的内容，通过插图清晰地展示了急救操作的步骤。

全书插图生动，内容有趣，寓教于乐，实用性强。在传递知识和技能的同时，让父母与孩子们尽享阅读的快乐亲子时光！

2017 年 9 月

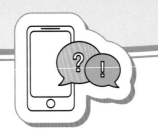

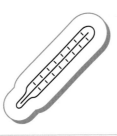

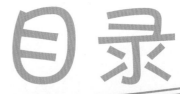

目 录

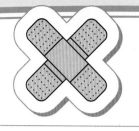

第 5 部分

创伤篇

第 6 部分

重疾篇

第 7 部分

意外篇

第 8 部分

急救箱

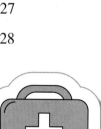

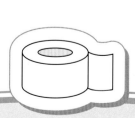

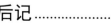

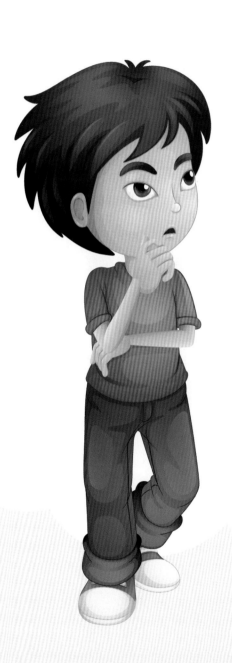

第1部分

我要成为一名急救员

1. 急救需要我们吗

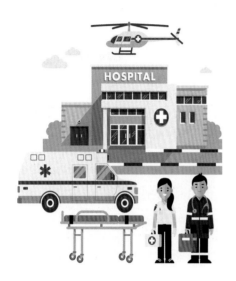

正确的急救措施

* 挽救生命

* 防止病情恶化

* 减轻痛苦

公众急救是指人们在遇到意外伤害或危急重症时，在医护人员未到达现场前，公众利用现场的人力、物力对患者实施初步的救助。

应急措施是指在现场为急性疾病患者或受伤的人采取及时的救助措施，及时、准确的急救和应急措施能挽救人的生命。

急症可以发生在任何场合、任何时间、任何人的身上，病人周围的人就成了第一目击者，大约70%的急症发生在家庭，病人家中的其他成员就成为了第一目击者和第一救助者。

心脏骤停后，4～6分钟就会出现大脑不可逆的损害。意外伤害50%的死亡出现在伤后60分钟。而急救车不可能在数分钟内达到病人身旁，怎么办？急救医生到来之前，第一目击者只有开展及时、正确的现场急救，方有可能救人生命。

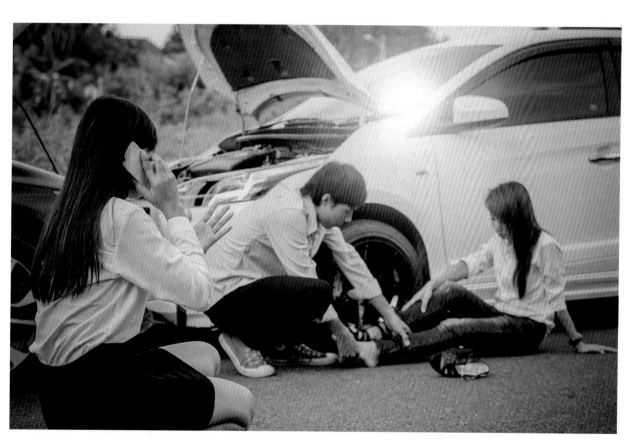

交通事故现场

2. 急救我能行吗

我害怕，还是离远点！

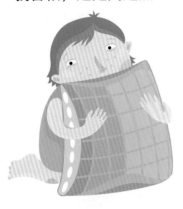

我太小，力气不够。

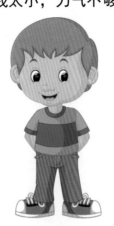

我不知道怎么办？

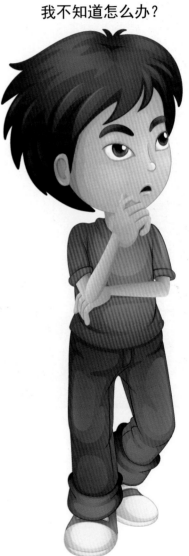

事故现场的小专家们也许存在诸多疑虑！

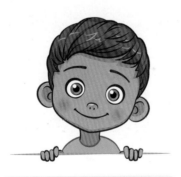

虽然我们还很小，力量也还很微弱，但急救需要人人参与。

3. 我要成为急救员

我们要从小学习急救知识，成为急救小专家。

我们只有认真学习，才能成为一名合格的急救员。

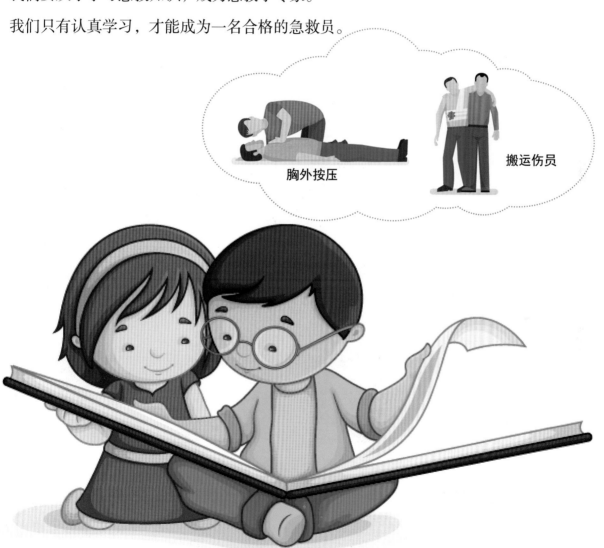

胸外按压

搬运伤员

4. 正确地拨打急救电话

紧急情况下，要知道向谁求助，首先你必须要知道最重要的急救电话号码。

根据不同的情况，拨打相对应部门的电话求救。

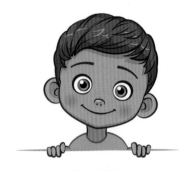

急救电话是公共资源，请不要随意拨打。

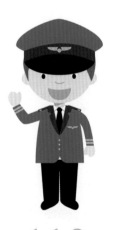
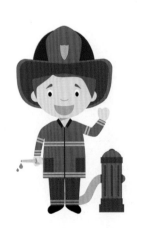
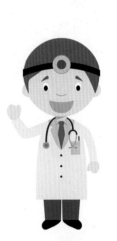
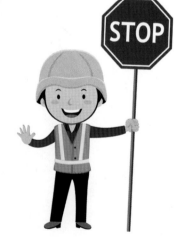

110
公共安全

119
火灾抢险

120
医疗救助

122
交通事故

5. 正确地拨打 120

"120" 急救电话拨打时应告知的内容：

* 具体的地址

* 伤病员人数

* 发生了什么事情

* 最后挂电话并保持所使用的电话通畅

（如果接线员在电话中指导你急救，请按他的吩咐做哟。）

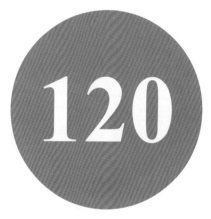

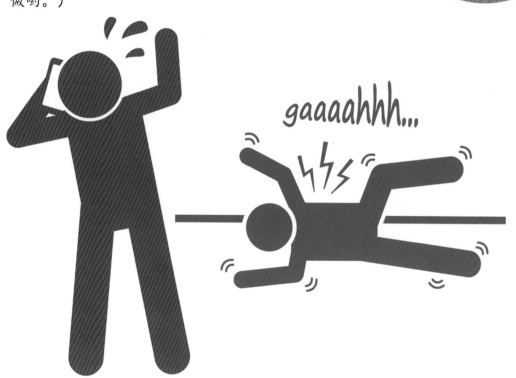

gaaaahhh...

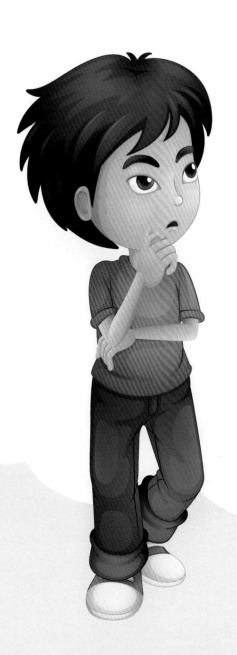

第 2 部分

急救基本功

- ☐ 评估现场环境安全
- ☐ 认识一些危险标识
- ☐ 急救人员须知
- ☐ 初级伤情评估
- ☐ 全面伤情检查
- ☐ 伤情评估流程图

1. 评估现场环境安全

事故现场需要注意：

1. 保证自身安全是救人的前提。

2. 不安全现场不能进入。

3. 不安全现场不要围观。

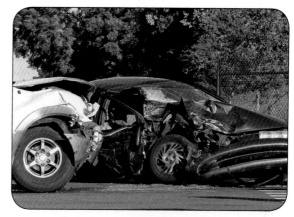

车祸现场

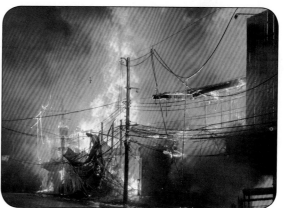

火灾现场

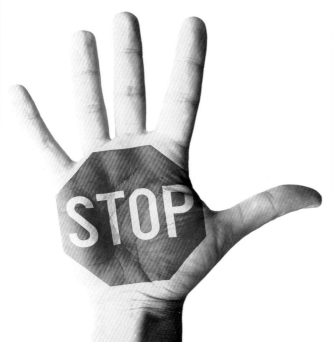

2. 认识一些危险标识

生活中或者事故现场如果发现类似或者近似的标志或警示牌都务必要警惕。

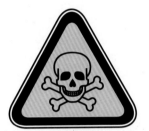

毒害物

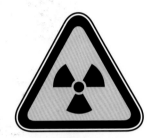

辐射

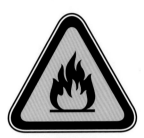

易燃气体

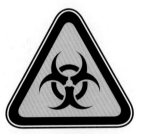

生化危害

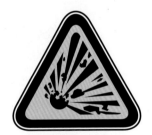

易燃易爆

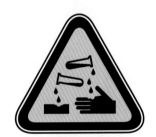

腐蚀液体

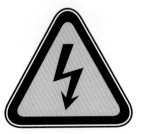

当心触电

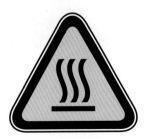

当心高温

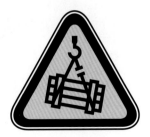

当心吊物

3. 急救人员须知

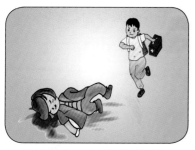

1. 保持镇定，查看周围环境。

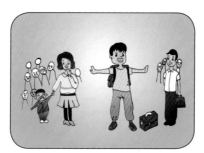

2. 救护患者，周围的人不要大声喧哗，保持急救通道畅通，并施以必要的应急措施。

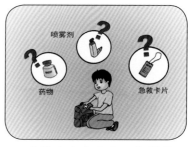

3. 查找患者身上有无急救药、急救标识等。

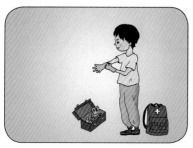

4. 尽量避免自己接触患者的血液、体液，保护自己。

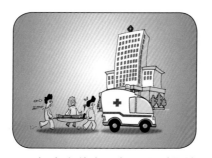

5. 与患者待在一起，直到医护人员赶到，向医护人员反映患者的伤情和救治过程。

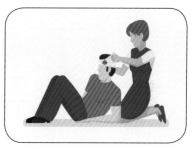

6. 持续学习急救知识，参加急救技能培训。

4. 初级伤情评估

正确的急救措施建立在正确的伤情判断的基础上。

我们刚刚已经学习了评估现场环境安全，下面进入初级伤情评估。

☞ 第一步：判断反应情况

轻拍患者双肩，在患者两侧耳边大声呼喊患者。请用 AVPU 法。

急救 DRABC 步骤

D Danger
确保现场环境安全

R Response
检查意识清醒程度（患者的反应）

A Airway
检查气道是否通畅

B Breathing
检查呼吸

C Circulation
检查脉搏和循环

AVPU 是公认的意判断识状态的方法。

A   Alert: 清醒，能按指令行动，能回答问题。

V   Voice: 大声呼喊时，对声音有反应。

P   Pain: 对疼痛有反应。

U   Unresponsive: 没有任何反应。

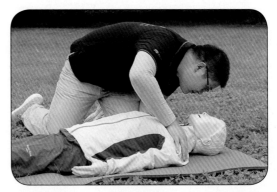

双手拍肩

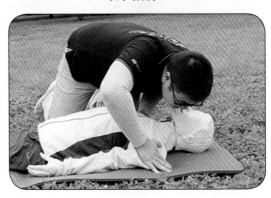

耳边呼喊

☞ 第二步：判断气道是否通畅

1. 如果伤员能够交谈，说明气道是通畅的。

2. 查看患者口腔里有没有呕吐物、分泌物，有无舌后坠鼾声。

3. 清理完气道后，才能进行下一步操作。

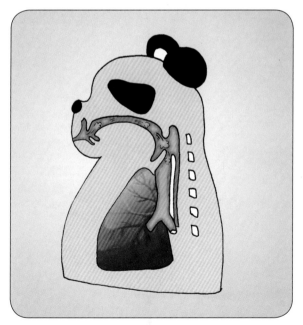

气道图

☞ 第三步：判断呼吸

方法一：看听感觉法。用耳朵贴近患者口鼻处，耳朵听呼吸声，用脸颊感受有没有气体进出，用眼睛看着胸口有无起伏，确认患者是否在呼吸。

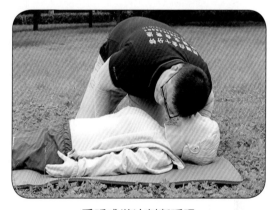

看听感觉法判断呼吸

医生告诉我们要记录以下信息

＊ 时间：观察 30 秒。

＊ 频率：每分钟呼吸次数，正常 12 ～ 20 次 / 分。

＊ 深度：呼吸是深还是浅？

＊ 舒缓度：呼吸容易、困难还是伴有疼痛？

4. 初级伤情评估（续）

方法二：可将手掌放其胸部，感觉是否有起伏。

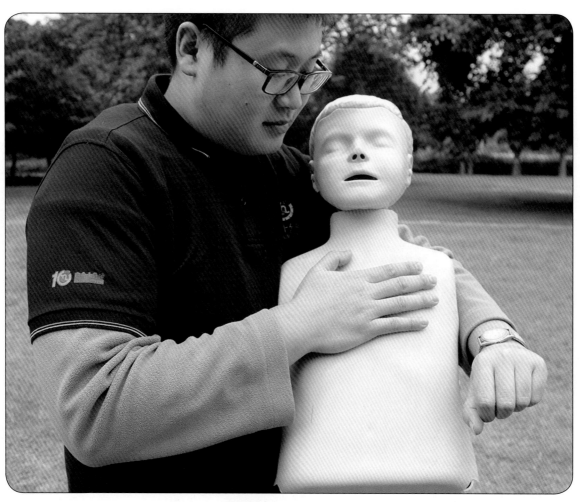

胸部触摸法判断呼吸

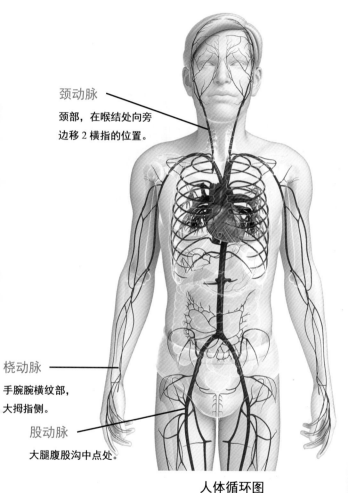

颈动脉

颈部，在喉结处向旁边移 2 横指的位置。

桡动脉

手腕腕横纹部，大拇指侧。

股动脉

大腿腹股沟中点处。

人体循环图

☞ 第四步：判断脉搏

每次心跳将血液泵入动脉，我们即可感受到脉搏，常用触摸部位有：颈动脉、桡动脉和股动脉。

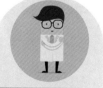

医生告诉我们要记录以下信息

* 脉搏频率：每分钟搏动次数 60 ～ 100 次 / 分

* 力度：强或弱

* 节律：规则或者不规则（乱跳）

5. 全面伤情检查

　　检查要尽快，争取1~2分钟完成。
有人陪在伤者身边，能更好地使患者战
胜内心的恐惧和不安。

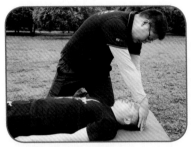

1. 头部检查。触摸整个头部，
确认是否有肿块、出血。

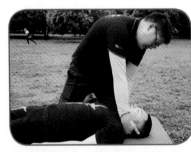

2. 颈部检查。触摸后颈部，确
认有无畸形、疼痛、出血。

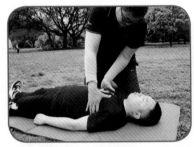

3. 胸部检查。触摸胸部，再分别
从左右、前后同时按压肋骨，如
果疼痛可能意味着存在肋骨骨折。

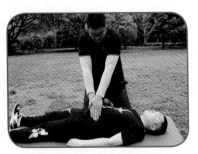

4. 腹部检查。触摸腹部的各个
方位，确认有无压痛、肌紧张。

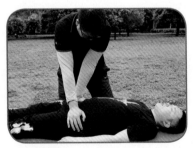

5. 骨盆检查。挤压、分离骨盆，
确认有无疼痛。

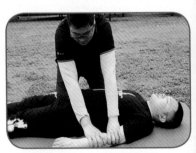

6. 四肢检查。比较四肢长度，有
无畸形、肿胀、疼痛。

6. 伤情评估流程图

DRABC

D Danger
确保环境安全

R Response
判断意识状态

A Airway
判断气道通畅

B Breathing
判断呼吸有无

C Circulation
判断循环有无

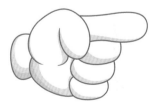

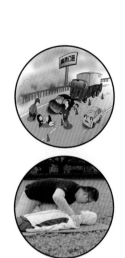

D 确认环境安全

R 判断意识状态

A 判断气道通畅

C 判断循环有无

B 判断呀吸有无

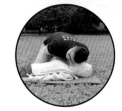

伤情评估流程图

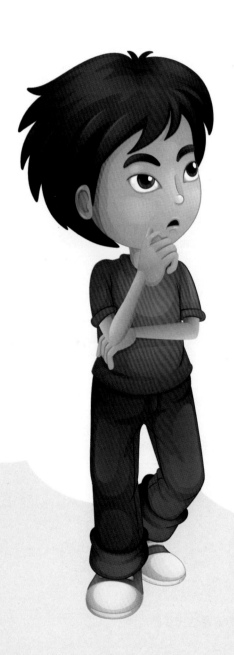

第 3 部分

心肺复苏你做对了吗

1. 心肺复苏是什么

问题 1: 什么是心肺复苏术?

对心脏搏动突然停止的对象,恢复其自主循环、呼吸和脑功能的急救措施。

问题 2: 为什么要学习心肺复苏术?

大脑对缺氧极为敏感,脑组织中的氧只够使用 10 ~ 15 秒,糖只够使用 4 分钟。4 分钟后脑细胞就产生死亡。

黄金 4 分钟

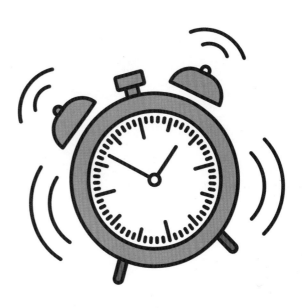

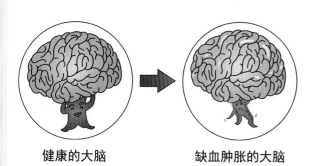

健康的大脑　　　　　缺血肿胀的大脑

问题 3: 心肺复苏有什么好处?

70% 的心脏骤停发生在家中,学习了心肺复苏术,你将可能成为守护亲人的天使。

2. 心肺复苏生存链

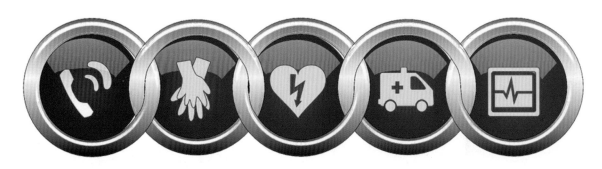

心肺复苏生存链

心肺复苏生存链

环一：早期呼救
环二：早期胸外心脏按压
环三：早期除颤
环四：早期专业急救
环五：早期高级生命支持

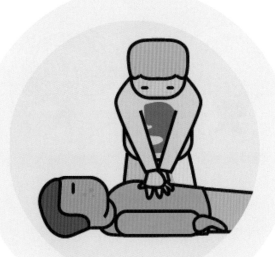

其中前三个环都需要公众参与。

心肺复苏最重要的是立刻要做，越早做越好。

3. 心肺复苏操作

☞ 首先判断

还记得第一、二章学习的内容吗？让我们一起来运用一下。

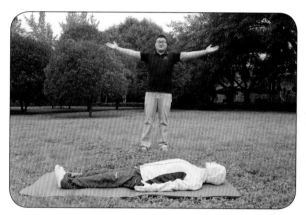

第一步：判断现场是否安全。

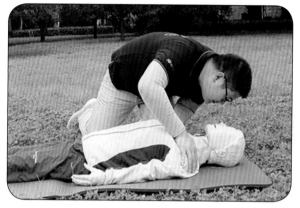

第二步：判断患者有无反应。

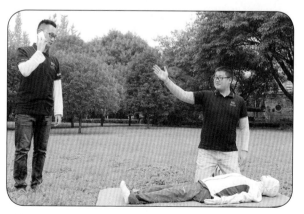

第三步：如果患者不动或失去知觉，立刻请旁人协助拨打急救电话。

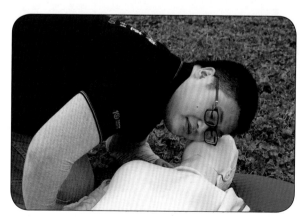

第四步：判断患者的呼吸。

3. 心肺复苏操作（续）

最新的指南不推荐公众感觉脉搏，因为如果操作者对此不够熟练，会浪费很多宝贵的时间。

如果呼吸停止或呈喘息样呼吸，就应立即进行胸外心脏按压。

原理：当你在胸部进行心脏按压时，施加在胸部的力会将患者心脏中的血液挤压出心脏；当你不再给心脏施加力时，胸腔复位，血液又流回心脏。

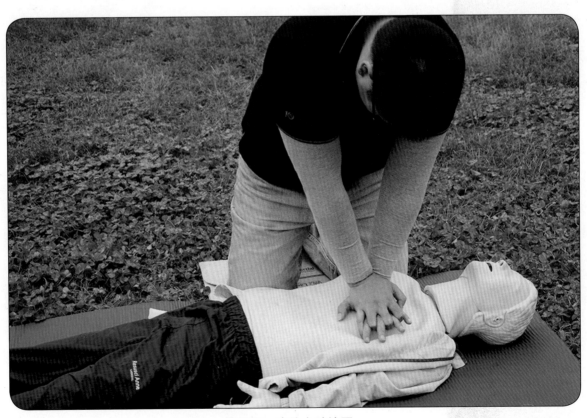

第五步：胸外心脏按压。

下面让我们来了解一下正确、高效的
胸外心脏按压的六要素。

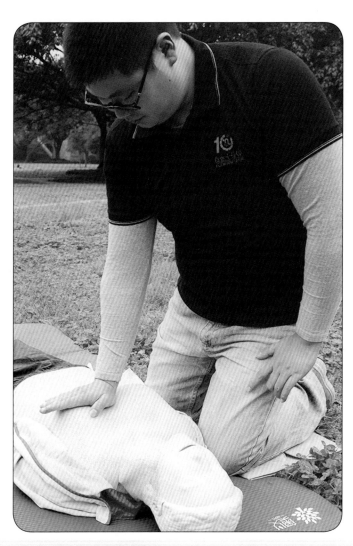

要素 1

位置正确，胸骨中下 1/3，男性为
胸口乳头连线的中点；女性为剑突
上 2 横指。

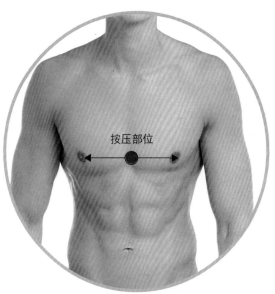

按压部位

按压部位特写

23

3. 心肺复苏操作（续）

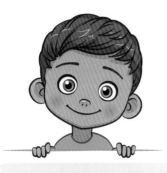

正确的按压部位和手法是成功实施胸外心脏按压的前提。

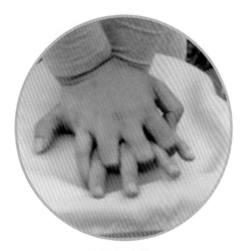

按压手法特写

要素 2

手法正确，双手掌根互叠，双手相扣。

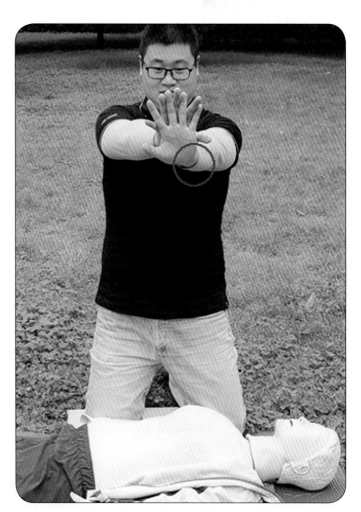

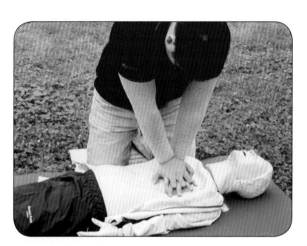

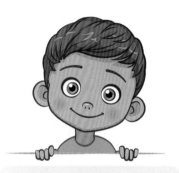

按压深度一定要到位，否则起不到按压的作用。

要素 3

姿势正确，手臂伸直，身体前倾，救助者的胳膊和患者身体呈直角，利用体重向下用力。

要素 4

按压深度和频率正确，用力压，按压深度 5 ~ 6 厘米，快压，按压频率 100 ~ 120 次 / 分，按压时可以大声计数。

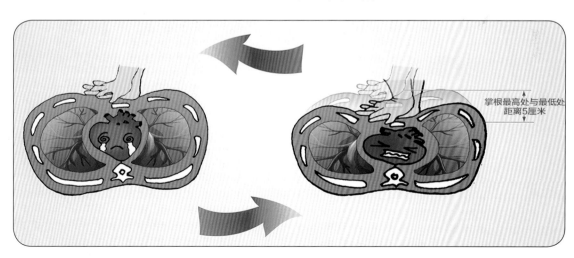

掌根最高处与最低处距离5厘米

3. 心肺复苏操作（续）

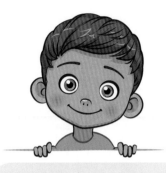

注意事项

1. 患者仰卧在坚实的平面，如地上，而不是软床、沙发，以免按压深度不够、按压力度不均匀。

2. 去枕，头部不能高于胸部，以免气道梗阻。

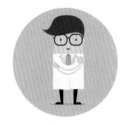

何时结束心肺复苏呢？

①患者呼吸心跳恢复。

②专业的急救人员到达现场。

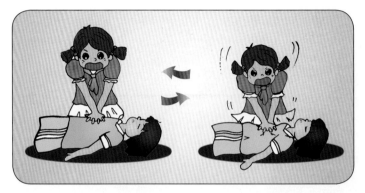

要素 5

一压一放，充分回弹，保证回心血量。"放"时完全放松不出力，维持手臂伸直，手掌掌心不离开胸口，准备下一次"压"。只有充分回弹，才有足够的回心血液。

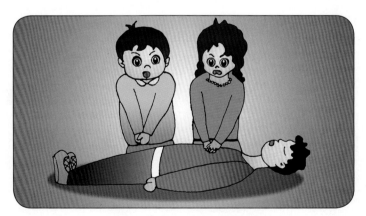

要素 6

团队协作。建议每 2 分钟或 5 个循环换 1 次人，换人时间不要超过 10 秒。

3.1 如果愿意人工呼吸，应该如何做

新的心肺复苏指南指出：**如果不愿意为患者施行人工呼吸，可以不施行。**

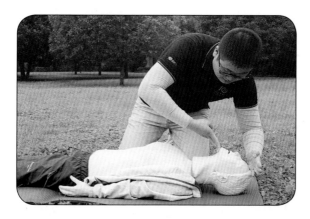

第一步：开放气道，如果有分泌物，先清理口腔分泌物。然后额头往下压，抬下巴，使耳垂与下颌角的连线和地面垂直，畅通呼吸道。

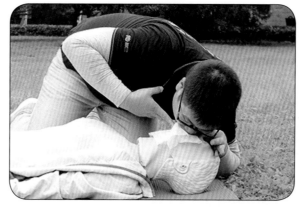

第二步：人工吹气。用拇指、示指捏紧对方鼻孔，嘴对嘴保持无缝隙，向患者吹气，见胸部明显起伏即可。不能吹太多的气，会给肺部带来伤害。

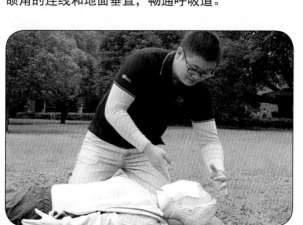

第三步：自主呼气。放开捏紧的鼻子，让肺部自主呼气。

人工呼吸如何和胸外心脏按压配合？
每30次胸外心脏按压后，立即进行2次人工呼吸，如此为一次循环。

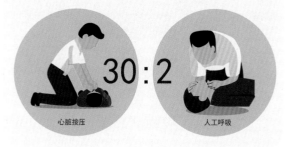

心脏按压　　30:2　　人工呼吸

3.2 儿童和婴儿心肺复苏有什么区别

1～8岁的儿童，压胸的方式是单手掌根，对准乳头连线的中点按压。按压深度4～5厘米。

婴儿心肺复苏时，单手示指和中指合拢，用指尖对准两乳头连线下方垂直向下按压。按压深度为胸廓高度的1/3，频率120～140次/分。但是没有必要非得毫厘不差地找到这个点。

要抓紧时间进行急救。

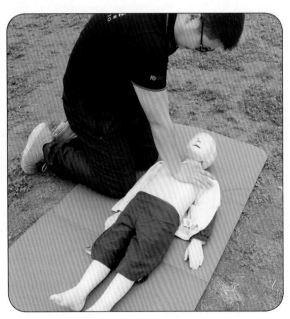

儿童心肺复苏

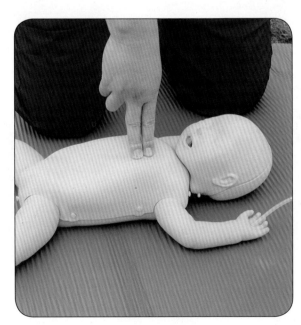

婴儿心肺复苏

4. 自动体外心脏除颤器的使用

AED 自动体外心脏除颤仪（俗称傻瓜机）。发生心脏骤停时，最常见原因是室性纤维颤动，如果早期配合使用 AED 除颤，可以有效提高救治成功率。

现在高铁站、飞机场、地铁站等都有傻瓜 AED，可以请人尽快带到现场使用。

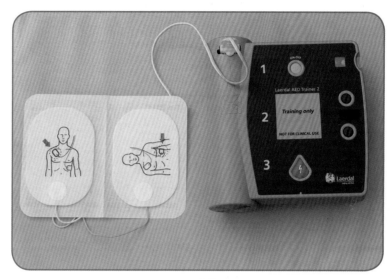

AED 图

心脏除颤标志

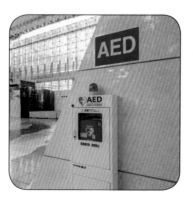

火车站 AED

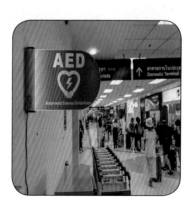

超市 AED

4. 体外自动心脏除颤器的使用（续）

☞ AED 的操作步骤

操作步骤十分简单，按下电源开关后，按语音提示进行简单操作即可。

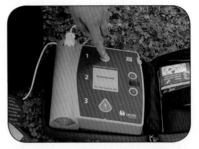

第一步：首先取出 AED 机器，按下电源键（多为绿色按钮），机器会自动发出指令。

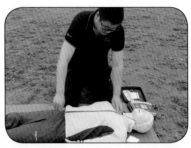

第二步：解开患者胸前衣物，露出胸前皮肤，如果胸前有水渍，须先擦干皮肤。

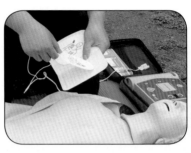

第三步：取出电极片，并撕下其贴布。

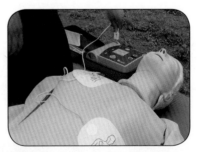

第四步："将电极片贴到患者的皮肤上"并"将电极片的插头插到闪灯旁的插孔内"。

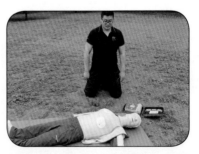

第五步：停止心肺复苏术，等待"现在正在分析心律"。

放电键

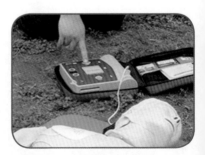

第六步：如有室颤，AED 则自动充电，并提示"可电击心律，请电击"，确认旁人和自己没有接触患者身体，按下电击键。电击后继续心肺复苏术。

5. 复苏体位

心肺复苏后患者如果有了反应，但神志不清，可能由于吞咽反射和咳嗽反射的丧失，呕吐物或口腔分泌物落入气管进入肺部，发生窒息。因此，复苏时要将患者置于安全的复苏体位，即稳定的侧卧姿势。

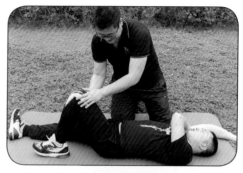

复苏体位三

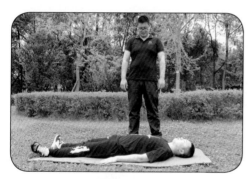

复苏体位一

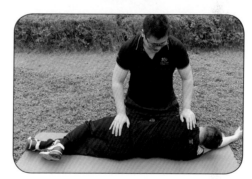

复苏体位四

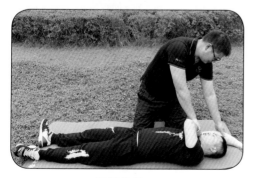

复苏体位二

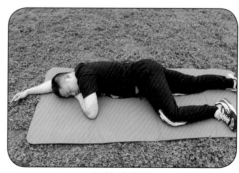

复苏体位五

6. 成人心肺复苏流程

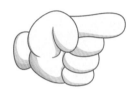

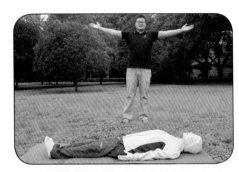

第一步：判断现场环境。

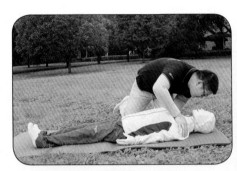

第二步：判断有无反应。

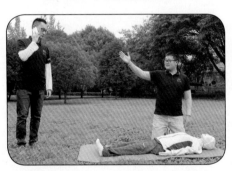

第三步：拨打 120 急救电话。

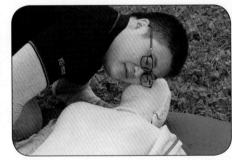

第四步：判断呼吸。

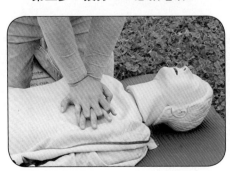

第五步：胸外心脏按压。

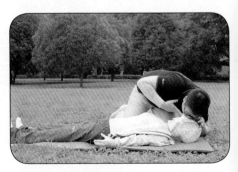

第六步：愿意的话，行人工呼吸。

7. 儿童心肺复苏流程

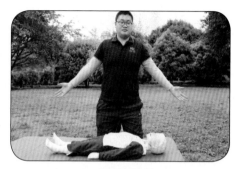

第一步：判断现场环境。

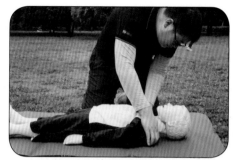

第二步：判断有无反应。

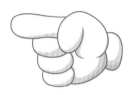

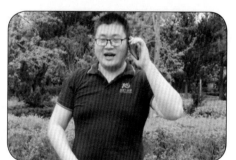

第三步：拨打 120 急救电话。

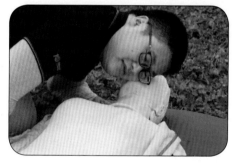

第四步：判断呼吸。

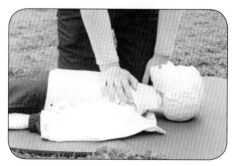

第五步：胸外心脏按压。

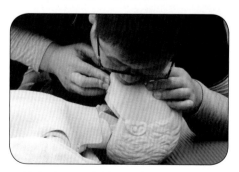

第六步：愿意的话，行人工呼吸。

8. 婴儿心肺复苏流程

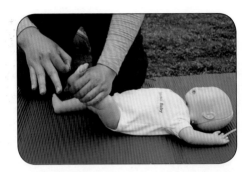 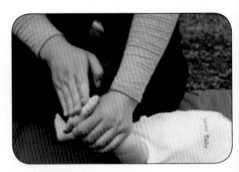

1. 用手指弹击或手掌拍打婴儿脚掌判断婴儿有无反应。

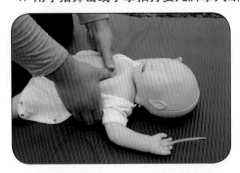 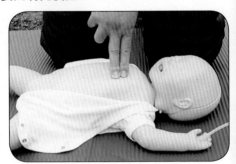

2. 按压婴儿胸部乳头连线的中间点，两指按压法和拇指按压法。

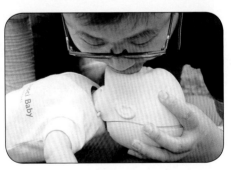

3. 包裹住婴儿口鼻，对婴儿人工呼吸。

警 告

婴儿心肺复苏切忌用力过猛。

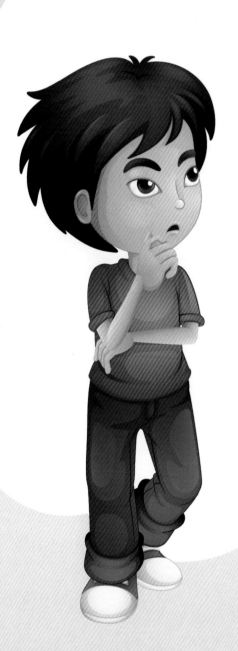

第4部分

异物篇

1. 气道异物

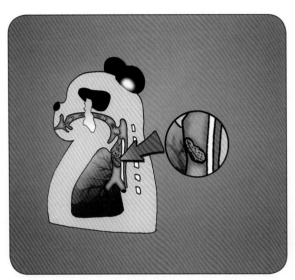

气道异物

被异物卡住的人，总是会做起掐脖子的手势，出现窒息的痛苦表情。因为东西卡在喉咙里，呼吸十分痛苦窘迫。

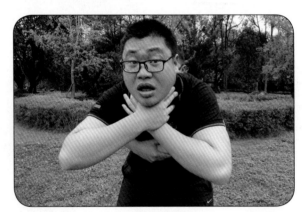

气道异物表情

日常生活中，气道异物梗阻引起的窒息非常常见，窒息后 4 ~ 6 分钟大脑就会缺氧导致脑细胞死亡。每一位看护孩子的人，都应掌握此急救方法，以免错过抢救的黄金时间。

家庭常见异物

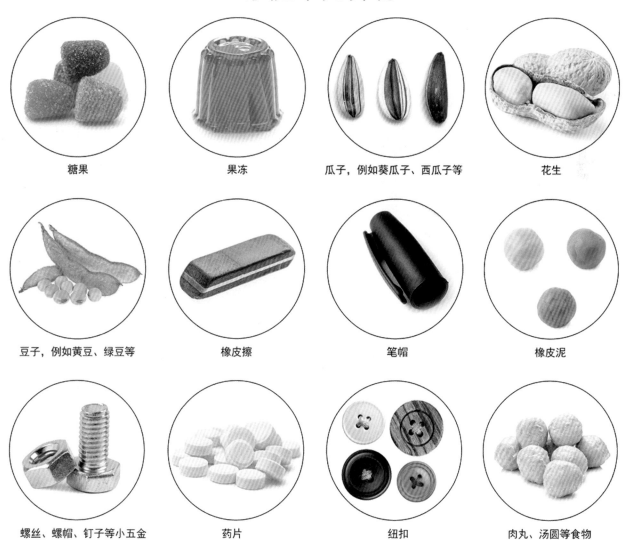

糖果

果冻

瓜子，例如葵瓜子、西瓜子等

花生

豆子，例如黄豆、绿豆等

橡皮擦

笔帽

橡皮泥

螺丝、螺帽、钉子等小五金

药片

纽扣

肉丸、汤圆等食物

1.1 不完全气道阻塞

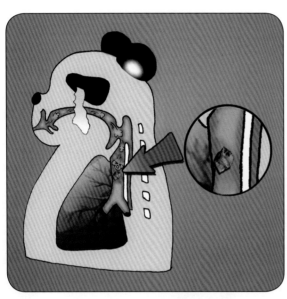

不完全气道阻塞

☞ 表现

意识清楚，能说话、咳嗽，咳嗽时有空气流通。

☞ 急救措施

① 鼓励患者咳嗽，并努力呼吸。

② 不要干扰患者自己尝试咳出异物。

③ 保持和患者在一起，如果患者不能咳出异物，需要立即采用海姆立克法解除梗阻。

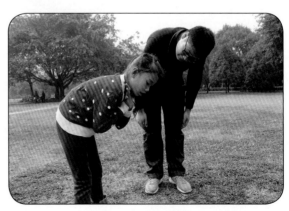

陪伴，鼓励咳嗽

1.2 完全气道阻塞

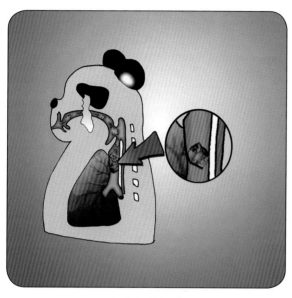

完全气道阻塞

☞ 表现

　　不能说话，咳嗽无力，咳嗽时没有空气流通，面色发青。

☞ 急救措施

　　方法一：弯腰拍背法

　　方法二：腹部推击法

　　方法三：胸部冲击法

方法一：弯腰拍背法

☞ 适用患者

适用于清醒能站立的患者。

☞ 操作方法

一手扶住患者上半身帮助他向前弯腰，并用手掌根部猛烈拍击其肩胛部。

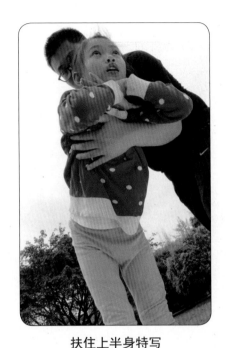

扶住上半身特写

以下方法适用于清醒能站立的患者。

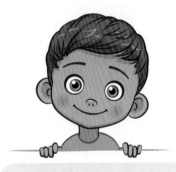

注意事项

1. 一定要保持患者上半身倾斜，头部要保持在胸部水平或低于胸部，利用重力驱出体外。

2. 拍击要快而有力。

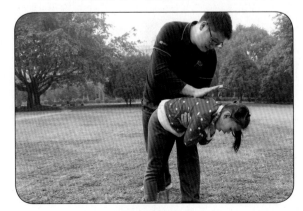

弯腰拍背法

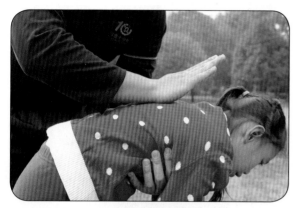

拍击位置特写

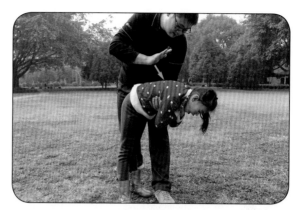

拍击方向一

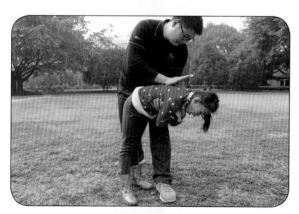

拍击方向二

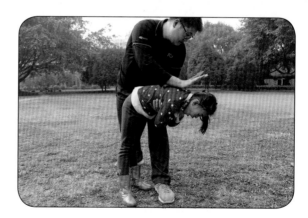

拍击方向三

　　拍击后检查伤者口腔，如果阻塞物没有清除，立即尝试施行海姆立克法施救。

方法二：腹部推击法：海姆立克法

☞ 适用患者

适用于清醒能站立的患者。

☞ 操作方法

施救者站立患者背后，伸出一只脚顶住他的屁股避免他倒下，从背部抱住患者，双手环抱肚子，摸到肚脐，抵在肚子的上部，瞬间用力往内往上快速施加压力。

☞ 注意手法及患者的配合

将握拳的手的大拇指方向贴在上腹部（肚子的上部），再将另外一只手叠放在上面。

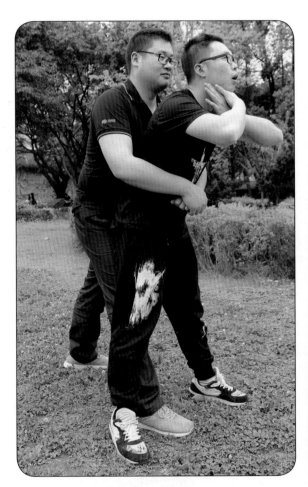

腹部推击法全图

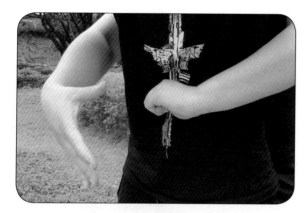

手法特写

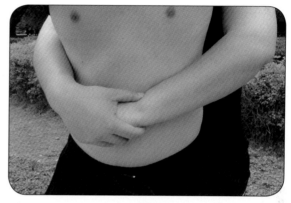

位置特写

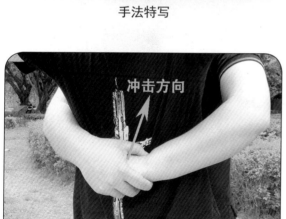

冲击方向特写

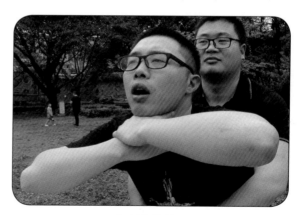

患者姿势特写

患者应配合，头略低，嘴张开，气道无角度。

方法三 : 胸部冲击法

☞ 适用患者

适用肥胖、孕妇等清醒能站立的患者。

☞ 操作方法

在胸骨中下部，如方法二，一手握拳，一手扶抱，往内往上快速用力挤压。

☞ 注意事项

手法同腹部冲击法。位置在胸骨下端，注意不要偏离胸骨，以免造成肋骨骨折。

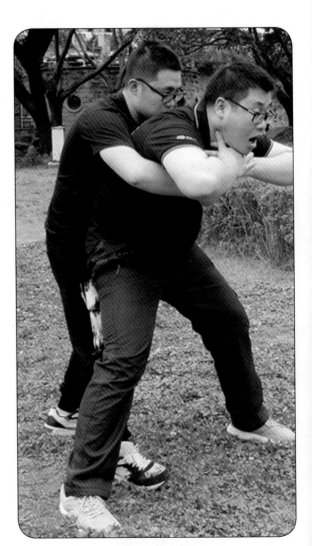

胸部冲击法全图

44

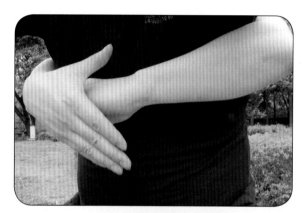

手法特写

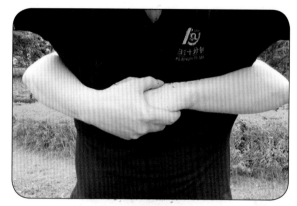

位置特写

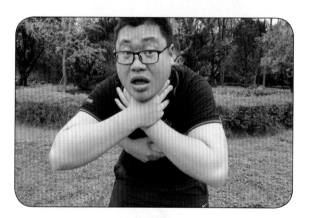

患者姿势特写

45

方法四：自救法

☞ 适用患者

适用个人自救，意识清醒者。

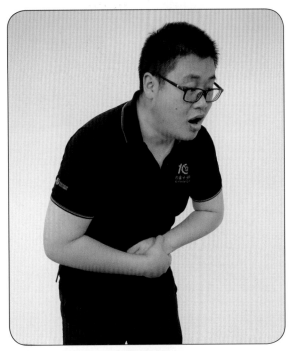

腹部手拳冲击

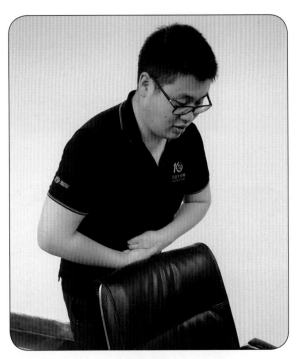

椅背冲击

腹部手拳冲击操作方法

在胸骨中下部，如方法二，一手握拳，一手扶抱，往内往上快速用力挤压。

椅背冲击操作方法

将上腹部迅速倾压于椅背、桌角和其他硬物上，然后迅猛向前倾压。要注意倾压的力度，以避免受伤。

方法五：心肺复苏术

☞ 适用患者

适用于意识障碍、无呼吸的患者。

意识障碍的患者，立刻拨打120，并开始心肺复苏。

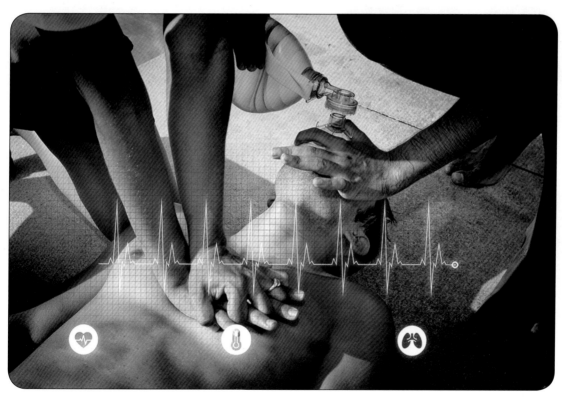

心肺复苏

1.3 成人气道异物急救流程

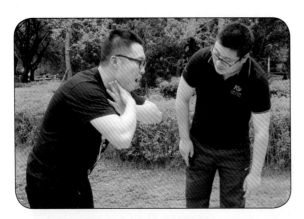

第一步：鼓励患者咳嗽。

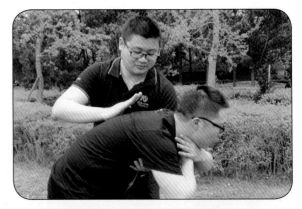

第二步：给予 5 次背部的拍击。

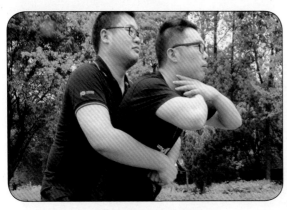

第三步：给予 5 次腹部推击。

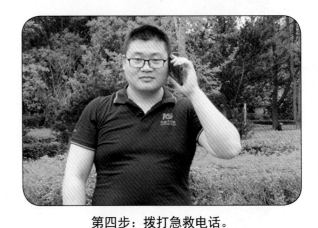

第四步：拨打急救电话。

重复第二、三步 3 个循环后未清除异物，立即拨打急救电话，并继续急救。

（也可在不影响急救的情况下同时拨打急救电话。）

1.4 儿童气道异物急救流程

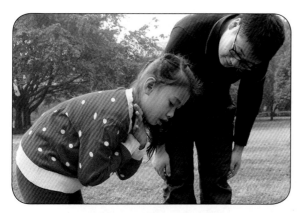

第一步：鼓励患者咳嗽。

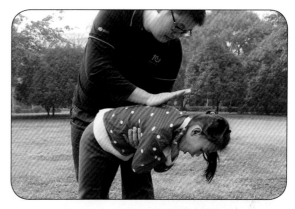

第二步：给予 5 次背部的拍击。

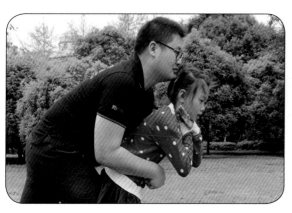

第三步：给予 5 次腹部推击。

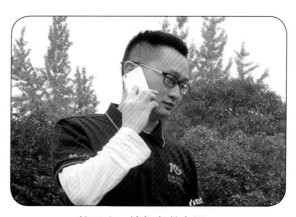

第四步：拨打急救电话。

重复第二、三步 3 个循环后未清除异物，立即拨打急救电话，并继续急救。

（也可在不影响急救的情况下同时拨打急救电话。）

1.5 婴儿气道异物的急救

婴儿气道直径约8毫米，大致相当于一支铅笔的粗细，十分容易被异物卡住，所以每一位家长都应学会气道异物的急救。

☞ **方法一：拍背法**

当发现婴儿呼吸困难，不能啼哭、咳嗽，立即固定婴儿头颈部，面部向下，用手臂托住婴儿胸腹部，另一只手掌根部进行五次背部拍击。

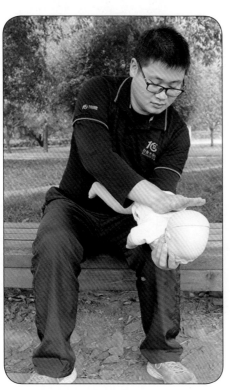

拍背法

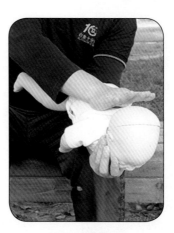

拍击手法特写

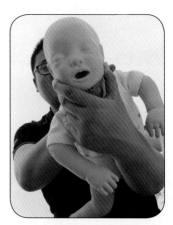

固定手法特写

固定婴儿头颈部，面部向下，头低臀高，轻捏下颌使口腔打开。

☞ 方法二：婴儿胸部推击法

适用于严重阻塞或者背部拍击不能清除阻塞者。操作时，两个手指位置在两乳头连线正下方。直到婴儿开始哭闹或咳嗽为止。

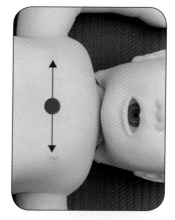

按压部位特写

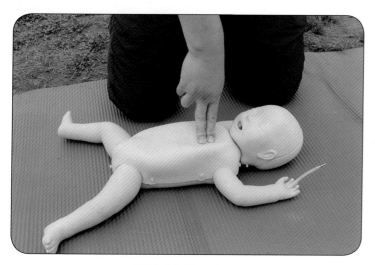

婴儿胸部挤压全图

胸部推击法，对着头部方向，示中两指在乳头连线以下。

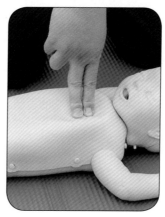

按压手法特写

1.6 注意事项

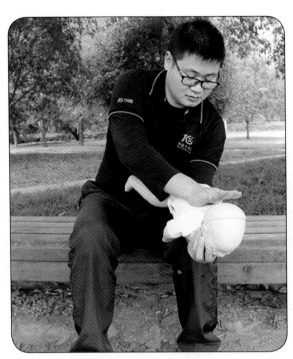

婴儿气道异物的现场急救

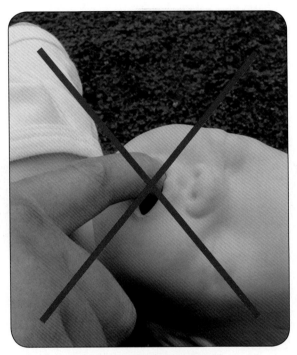

婴儿气道异物的现场急救

气道异物须立即现场急救，勿消极等待。呼吸心脏骤停者要立即开始心肺复苏。

请不要试图用手指去移除阻塞物，尤其是儿童。成人的手指对儿童呼吸道来说太粗了，根本抠取不出来，反而会把阻塞物推得更深。

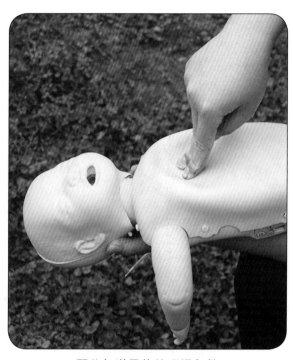

婴儿气道异物的现场急救

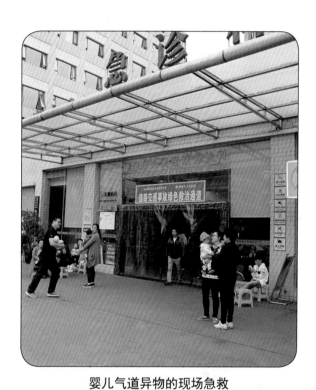

婴儿气道异物的现场急救

固定婴儿要小心，提防婴儿跌落。

婴儿气道异物急救时，操作不可用力太猛，以免造成胸腹部损伤。

急救后必须送医院检查，尤其出现腹痛的患者。

2. 鱼刺卡住

预防：① 进食时不要讲话，尤其是鱼类等多刺的食物。

② 鱼刺取出后少讲话。

③ 嘴里含有食物时不追逐打闹。

经口腔进入尖锐细长物体容易刺入扁桃体、咽喉壁、舌根或会厌部较大的梨状窝。大部分鱼刺都会卡在扁桃体腺附近。鱼刺等尖锐物体可刺破咽黏膜，埋于咽喉壁引发感染、脓肿。体积大且尖锐的鱼刺刺入食管还可能出现大出血。

☞ 表现

咽喉部疼痛。疼痛部位固定。吞咽动作时疼痛加重。

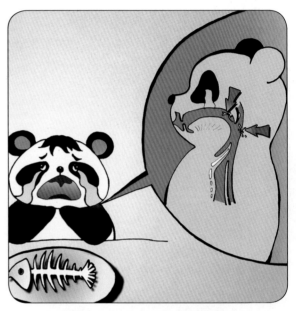

宝宝吃鱼，不小心被鱼刺卡住了

正确处理鱼刺卡住的方法

第一步：立即停止进食，尽量减少吞咽动作。

第二步：张大口腔，用手电筒照亮口腔内部，用筷子或勺柄将舌头稍用力下压，即可清楚地看到咽喉部情况，鱼刺大部分在扁桃体附近，试着用力咳嗽或干呕。

第三步：鱼刺扎在咽喉深处，请一定要到耳鼻喉科就诊。

让我们来看看下面去除鱼刺的方法对吗？

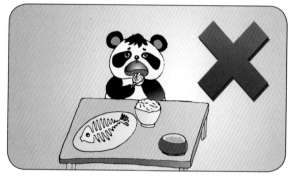

错误：吞饭团或者馒头哽下去

吞饭团或馒头等物可能使鱼刺等异物卡得更深。

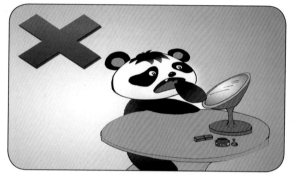

错误：用手指掏出鱼刺

可能损伤咽喉部局部。

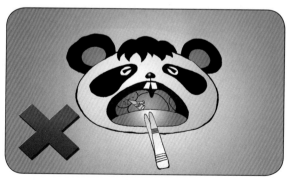

错误：自行用镊子取

可能损伤咽喉部局部，造成充血水肿。

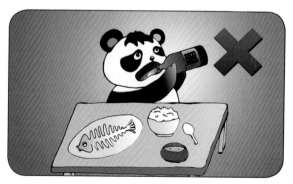

错误：喝醋泡软它

体外鱼骨泡在醋中软化需要数小时，但醋从咽部流过时能接触鱼骨时间极短，是不可能溶解或软化鱼骨的。

3. 耳部异物

小昆虫、小飞虫、豆类等是常见的耳部异物，其次是小玩具、耳机胶塞等人工物品。

☞ **表现**

可能出现暂时性耳聋。

☞ **警告**

千万不要拿东西去掏小飞虫，以免小飞虫乱撞，穿破耳膜。

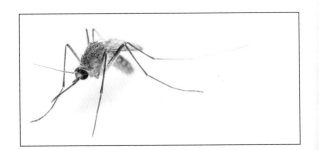

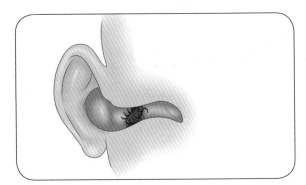

耳部异物：小飞虫

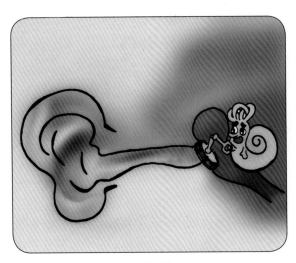

耳部图

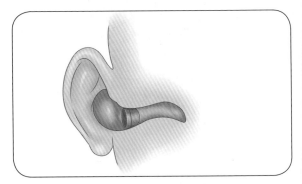

耳部异物：耳机胶塞

一些正确处理耳部异物的方法。

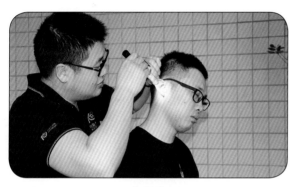

小昆虫

照亮是利用虫子喜欢光的特性。或用滴管向耳朵内滴几滴花生油或菜油，将小虫淹死后用镊子取出。

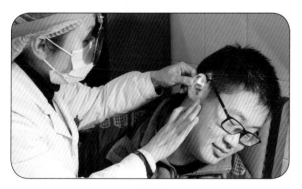

大昆虫

如果是大昆虫或小孩自己塞入耳道的异物则需要去医院处理。

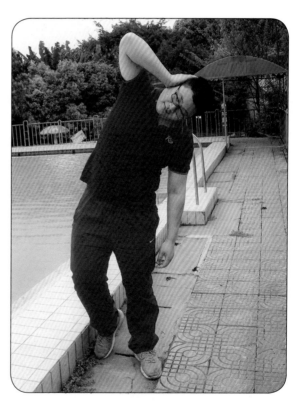

耳道进水

耳道进水时，让进水的耳朵朝向地面，抬起一条腿跳起来。

4. 鼻部异物

☞ 表现

鼻部呼吸困难，有鼻音，鼻肿胀，有异味，或者有带血的分泌物从鼻腔内流出。尤其是当孩子只有一个鼻孔流鼻涕，可能该鼻孔中存在异物。

☞ **警告**

请不要自行尝试用镊子或其他工具伸到鼻腔内取异物，因为鼻黏膜很脆弱，容易受到损伤出血。

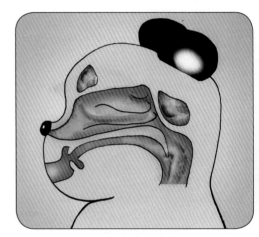

熊猫鼻道示意图

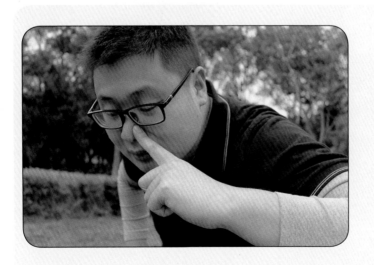

☞正确的方法

如果是软或者圆润的异物，按住没有堵塞的鼻孔，然后用力从另外一个鼻孔呼气将异物挤压出来。

如果是尖锐的东西，停止用鼻子呼吸改用嘴呼吸，然后立即去医院。

5. 眼部异物

☞ 表现

眼睛的神经非常敏感，即使很小的灰尘都很难受。眼部异物的表现有：视物不清，疼痛不适应，无法睁眼，眼红流泪。

☞ 正确的方法

① 不能用手搓眼睛，会弄伤眼睛。还有可能导致细菌侵入，发炎会伤到角膜，甚至失明。

② 闭上眼睛，利用眼泪水冲出异物。要用流量小的水清洗，或在盆里接好水，让眼睛浸到里面，眨眼使异物被冲洗出来。最好用生理盐水。

③ 若仍不舒服，及时去医院就医。

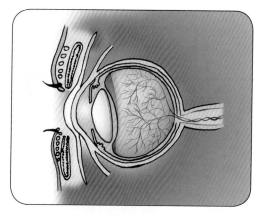

眼部示意图

常见眼部异物

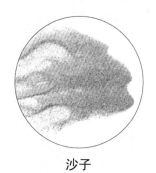

沙子

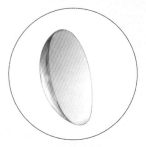

隐形眼镜

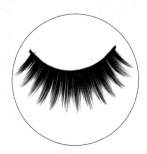

眼睫毛

59

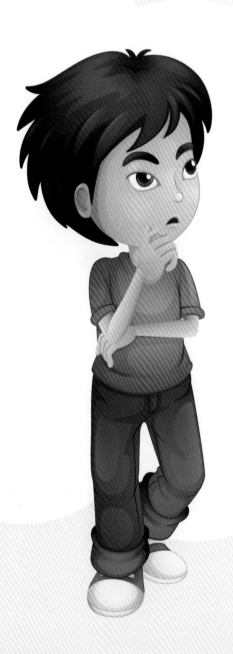

第5部分

创伤篇

1. 伤情评估

大家还记得伤情判断的总原则和具体操作吗？只有维持了生命体征，才有机会处理局部的创伤。

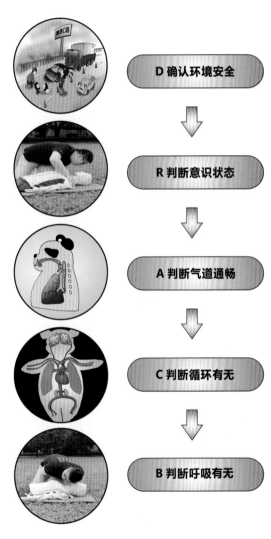

D 确认环境安全

R 判断意识状态

A 判断气道通畅

C 判断循环有无

B 判断呼吸有无

伤情评估流程图

2. 头部外伤

颅脑伤有较高的死亡率和致残率，所有的头部的损伤都有可能造成即时的或迟发性意识障碍，都有潜在的严重后果。

有以下症状，需要立即到医院就医。

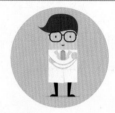

☞ 有失去意识的时候，哪怕只是很短暂的时间。

☞ 感到头部非常疼痛。

☞ 出现呕吐。

☞ 眼睛视物模糊。

☞ 说话困难，手脚瘫软。

☞ 眩晕，失去平衡。

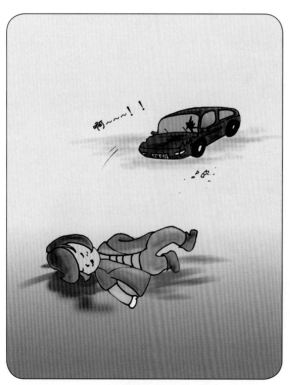

车祸现场

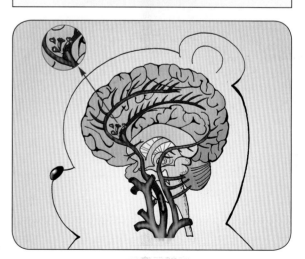

颅内出血

3. 腹部外伤

腹腔中内脏最多，有实质性和空管性两类，腹部受伤后要考虑有内脏破裂的可能。内脏创伤的严重程度一般很难从外表看出来。

☞ 腹部创伤常见表现

腹部疼痛、休克、呕吐、便血等。

☞ 正确的体位

仰卧，双膝稍微弯曲，松开束紧的衣物如腰带，减轻对伤口的牵引，立即到医院就诊。绝不能用热水袋热敷，注意观察、记录伤员的生命体征。

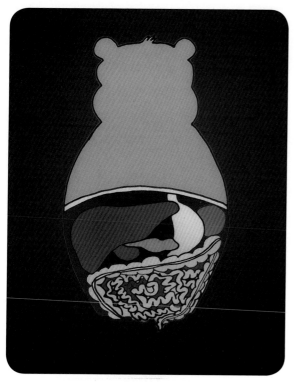

腹部示意图

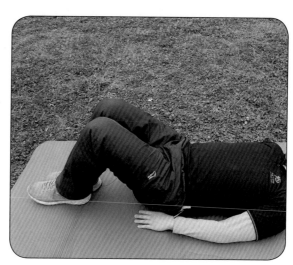

腹部外伤体位

63

4. 胸部外伤

胸部外伤，胸腔内有心、肺及大血管，外伤时伤情大多较重。

☞ 胸部创伤常见表现

胸部疼痛、呼吸困难、咯血。

☞ 正确的体位

取坐位，保持呼吸道通畅，立即就医。不可进食饮水。

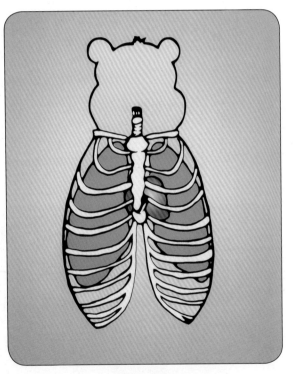

胸部示意图

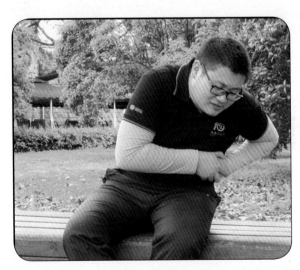

胸部外伤体位

5. 脊柱损伤

脊柱损伤，大多由高处坠落、车祸、建筑坍塌等引起，合并脊髓损伤，治疗困难，终身致残率高。

脊柱损伤最严重的风险是脊髓损伤。

☞ 脊柱损伤常见表现

背部明显疼痛，脊柱压痛、畸形，合并脊髓损伤时肢体失去控制，活动能力减弱或丧失，大小便不能控制。

判断脊柱损伤，要注意以下两点：

① 有头部损伤的患者皆有颈部损伤的可能。

② 有可能被其他更重的伤情所掩盖。

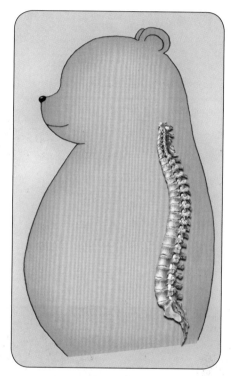

脊柱示意图

5.1 颈椎外伤

颈椎是最容易受伤的，颈椎固定法步骤如下：

① 使用砖头、字典或者厚重的书放在患者头部的两侧。

② 中间使用毛巾或者其他软布作衬垫。

③ 再用丝巾等带状物进行固定。

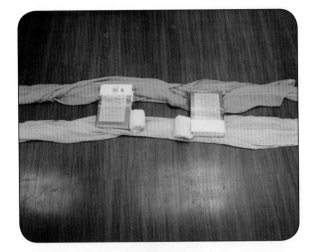

简易颈托物品

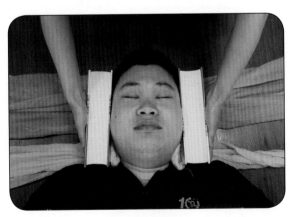

固定颈部两侧

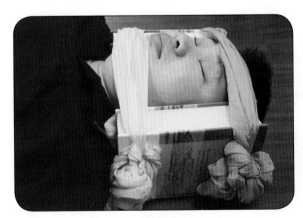

固定颈部

5.2 疑似脊柱损伤的固定搬运

　　按照"整体转身"的固定搬运原则，将伤者搬运到硬板上，一人双手固定头颈部，另外两人抓住伤者的身体肩部、髋部、膝部和脚踝位置。

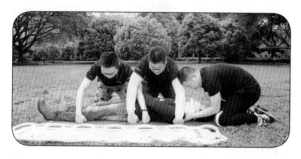

第一步：扶住头颈部者为发令者，用双上肢固定患者头部，使头部不能左右晃动，其余两人固定患者肩部、髋部、膝部。

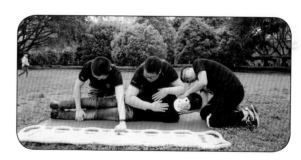

第二步：发令者发出指令，一起将患者翻身侧起，并将硬板放于患者身下。

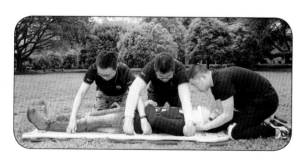

第三步：发令者再发出放平患者的指令。

6. 皮肤擦伤

因皮肤受到摩擦，皮肤表面脱皮露出表皮下柔嫩的真皮。通常都是由摔倒或表面被粗糙的物体磨破产生。

受伤时，伤口通常会留有泥土、砂石等杂质，这些杂质会增加细菌感染的机会，因此就算再小的伤口也不能马虎。若感染加重，可能会留下难以治愈的疤痕。

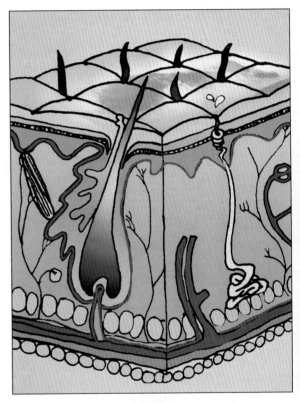

皮肤擦伤

消毒小常识		
酒精	性质温和	对皮肤有灼痛感，不适合儿童
红药水	刺激性小	含汞有毒性，已不再使用
含碘消毒剂	性质温和，无皮肤灼痛	对碘过敏者禁用

☞ 小伤口的应急处理

制止出血、防止感染、帮助愈合。

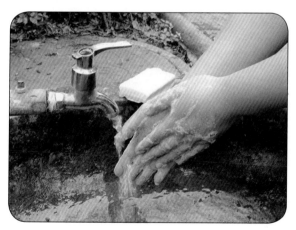

第一步：清洗双手。

① 用肥皂洗手。
② 不要用脏手触碰伤口，有细菌感染的风险。

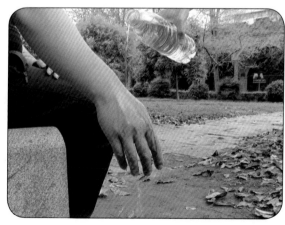

第二步：洁净伤口。

① 用生理盐水或清水冲洗伤口附近。
② 不要直接冲在伤口上，有压力会加重对伤口的损害。

6. 皮肤擦伤（续）

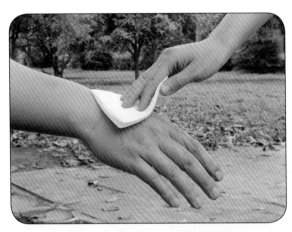

第三步：动作轻柔，把水渍擦净。

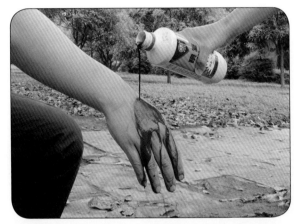

第四步：用消毒剂进行伤口消毒，杀灭病原菌。

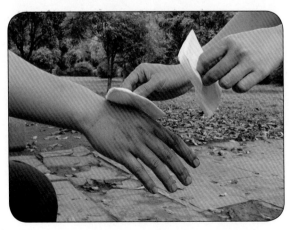

第五步：敷上干净纱布，小的伤口可以使用创口贴。

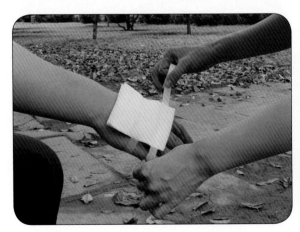

第六步：贴上固定的胶布或绷带。

7. 皮肤挫伤

皮肤挫伤常由钝器打击造成，通常为闭合性损伤。

血液流至皮下组织可能马上显现，也可能受伤几天后出现。尤其是老年人或服用抗凝药物的患者人群。

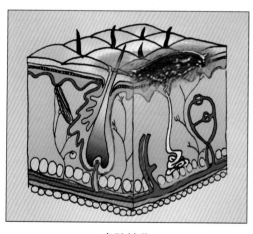

皮肤挫伤

☞ **正确的处理方法**

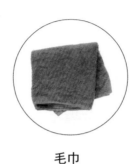

毛巾

使用的物品包括干净的毛巾和冰袋。

rice
（大米）法

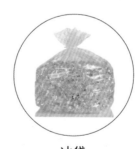

冰袋

r：rest 休息

i：ice 冷敷

c： compress 加压

e：elevation 抬高

7. 皮肤挫伤（续）

抬高患肢，可防止过多的血液流入受伤组织部位，减轻肿胀疼痛。

用干净的毛巾包裹冰袋，紧贴伤处。每隔 20 分钟暂停 10 分钟，防止冻伤。

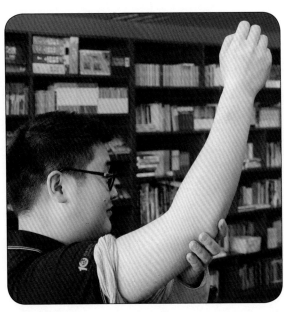

抬高患肢

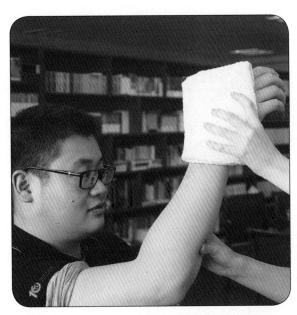

冰敷

8. 皮肤裂伤——外出血

血液是维持生命活动的重要物质，成人全身总血量约占自身体重的7%～8%，当出血量达到全身总血量20%，则会发生休克，大于40%会危及生命。急救关键为第一时间控制出血。

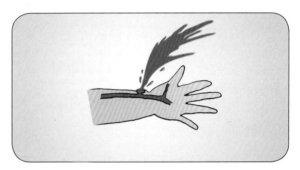

动脉出血：血从伤口喷出

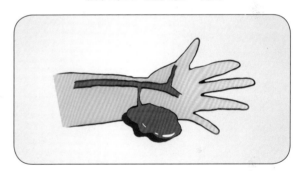

静脉出血：血从伤口流出

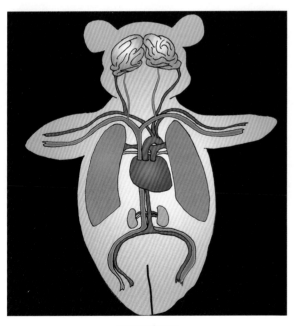

循环示意图

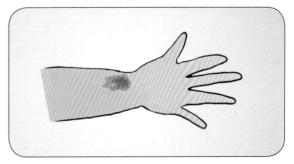

毛细血管出血：血从伤口渗出

8.1 常用止血法

☞ 常用止血法

① 压迫止血：最常用的方法。

② 指压法：不需要任何辅助工具，急救最初的手段，最常用的部位是上臂内侧和腹股沟处。

③ 止血带：不到万不得已尽量不用。

☞ 压迫止血法

最常用的方法：压迫止血。

适用于不是喷射的严重出血，如静脉出血和毛细血管出血。

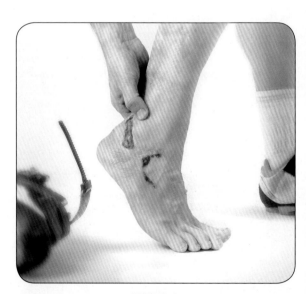

压迫止血

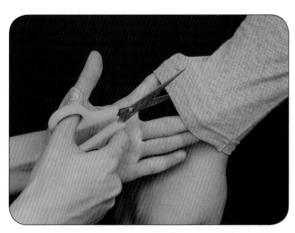

第一步：暴露。

脱下或剪开衣物将伤口充分暴露，注意有无异物。

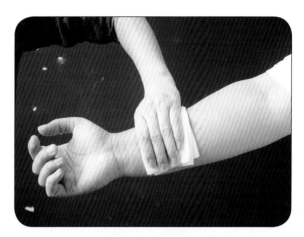

第二步：按压。

用无菌敷料或清洁的毛巾、衣物直接按压伤口5分钟。

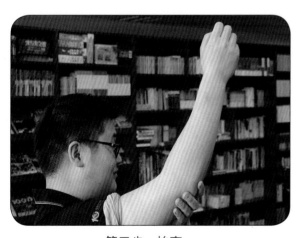

第三步：抬高。

保持按压伤口，并抬高患肢，使其高于心脏水平，减少出血、肿胀。

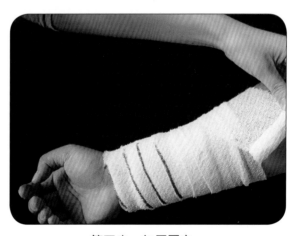

第四步：加压固定。

使用绷带或带状物进行固定，保持一定的压力。

8.2 上肢动脉出血

动脉出血，血液会因压力较高而从伤口喷出，短时间内出血量较大需要紧急止血。

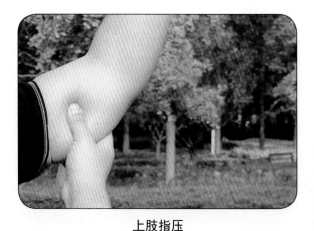

上肢指压

临时指压止血，位置是在上臂中段，肱二头肌下缘压迫在骨的前表面。

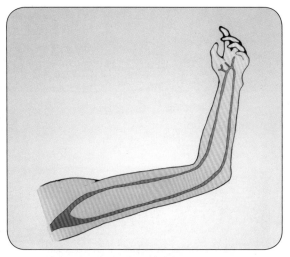

上肢动脉示意图

自己试一下指压止血法。

按压时会有一些疼痛，几秒钟后还会感到手轻微发麻，这是动脉血流减少的标志。

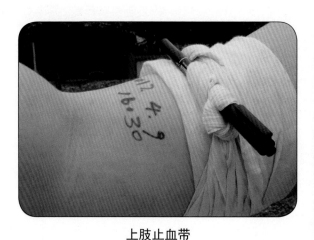

上肢止血带

不到万不得已，不采用止血带。上肢动脉出血，止血带在上臂中上三分之一处。

8.3 下肢动脉出血

腹股沟有我们下肢的大动脉——股动脉，一旦出血，会引起休克，需要紧急止血。

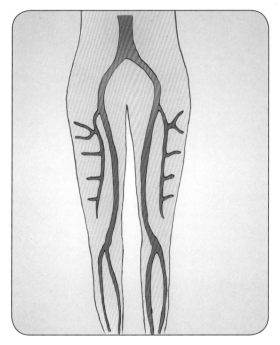

下肢动脉示意图

腹股沟指压法，位置较深。使用两拇指叠加压住股动脉，或者双手掌根部重叠。

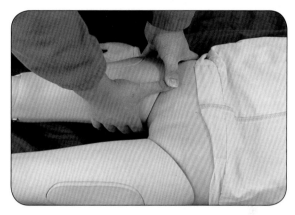

下肢指压

位置：伤侧腹股沟韧带中间点稍下方用力，触及动脉搏动处向下向后压迫。

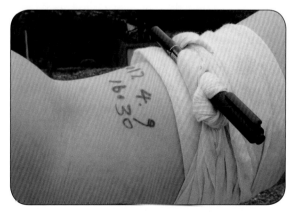

下肢止血带

不到万不得已，不采用止血带。下肢动脉出血，止血带在大腿中段至大腿根部之间。

8.4 常用止血带的制作物品

☞ 注意事项

① 使用止血点压迫和止血带，有引起末梢神经麻痹和血液障碍，甚至肢体坏死的危险，因此尽量不要用此法。

② 止血带不要直接结扎在皮肤上，应先用毛巾或衣服等做成平整的衬垫垫好，再结扎止血带。

③ 不可用铁丝、鱼线、电线等。

④ 不宜超过 2～3 小时，每隔 1 小时放松一次，每次 1～2 分钟，之后在原结扎部位稍低处重新结扎。

⑤ 解除止血带，应在充分补充血容量的前提下进行。

⑥ 止血带要松紧适宜，过紧会造成局部神经、血管损伤，过松可能只压迫了静脉，动脉未被阻断而加重出血。

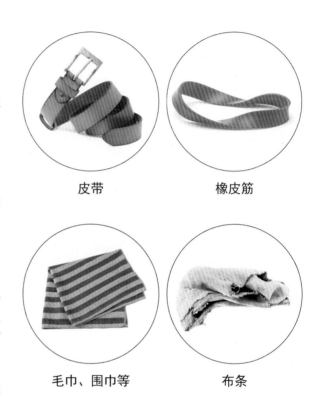

皮带　　　　　　　橡皮筋

毛巾、围巾等　　　　　布条

☞ 止血带的简易制作

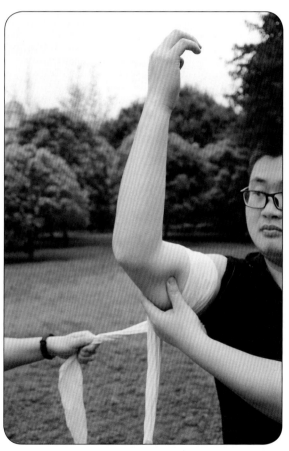

第一步：衬垫围绕，打一活结。

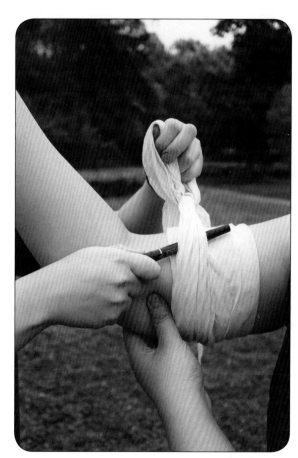

第二步：将绞棒插入活结下方。

79

8.4 止血带的简易制作（续）

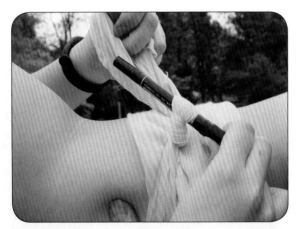

第三步：旋转绞棒，至停止出血或远端动脉搏动消失为止。

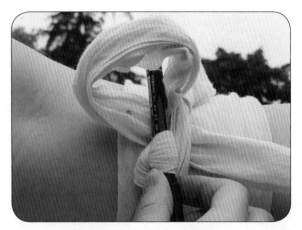

第四步：绞棒插入活结内。

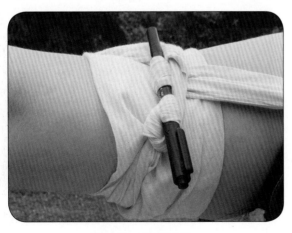

第五步：收紧活结。

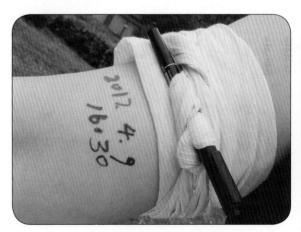

第六步：醒目部位做好标记。

9. 刺伤

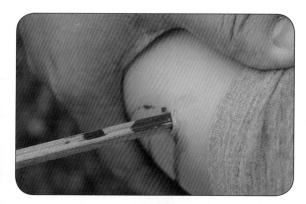

刺伤图

异物刺伤现场处理时，千万不要试图拔出异物，以免造成新的更严重的出血。

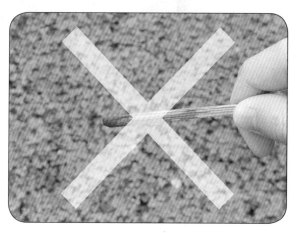

不拔出异物

☞ 异物刺伤的正确处理方法

异物两侧夹上敷料，施压减少出血。注意不要把异物压入伤口以免造成更大的伤害。

尽可能不要摇动异物，并且避免包扎时压住异物。搬运患肢时避免挤压碰撞伤口或异物。

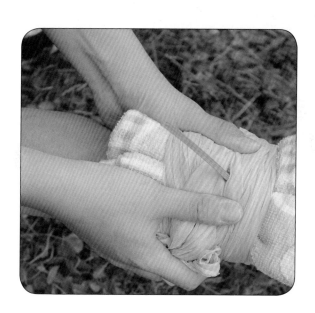

10. 破伤风的预防

☞ 破伤风是什么?

破伤风是由破伤风杆菌分泌的毒素导致的。破伤风杆菌广泛存在于土壤、生锈的金属制品和木屑碎片。被钉子、针尖、、玻璃、荆棘等刺伤的伤口,以及不接触空气的伤口感染几率很大。

☞ **破伤风的表现**

感染了破伤风,患者会出现颈部、背部肌肉发紧,之后会出现吞咽困难和咀嚼肌痉挛,甚至严重抽搐。

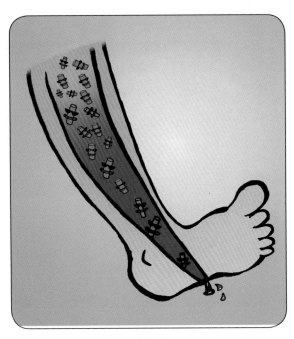

破伤风

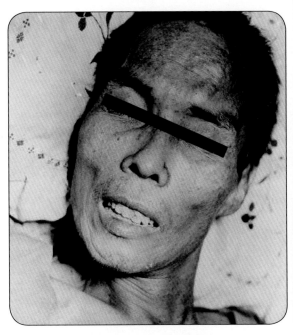

破伤风引起的肌肉痉挛

☞ 异物刺伤的正确处理方法

　　到医院注射破伤风抗毒素或破伤风
免疫球蛋白。

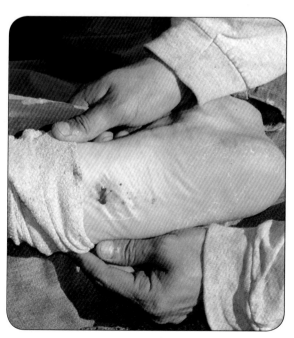

钉子刺破足部

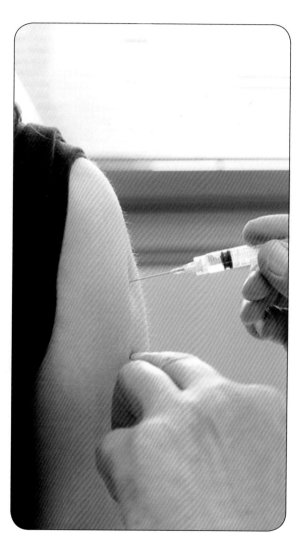

注射破伤风抗毒素

11. 伤口感染

　　细菌可能由引起受伤的物体带入，或来源于外界环境、呼吸、手指或伤口中嵌入的衣物碎片。

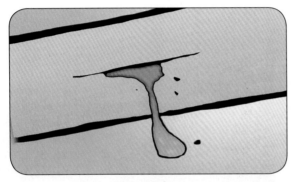

伤口渗液

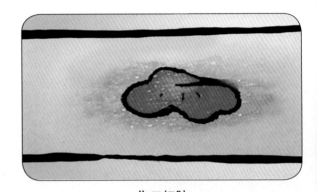

伤口红肿

伤口疼痛不止、红肿

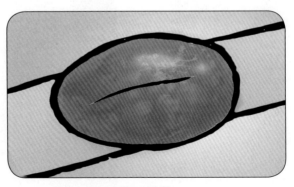

伤口脓肿

伤口出现脓肿，体温发热

　　伤口感染后需要严格清创，及时寻求专业治疗。

12. 骨折

　　骨的连续性或完整性遭到破坏就是骨折。通俗点讲是指骨头折断或断裂。

　　☞ 骨折的表现

　　患处剧烈疼痛、肿胀、畸形，有骨擦感／音，活动障碍。

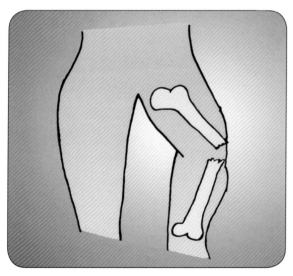

开放性骨折示意图

开放性骨折：骨折的周围皮肤、肌肉等软组织破损，或断裂的骨头将皮肤刺破。

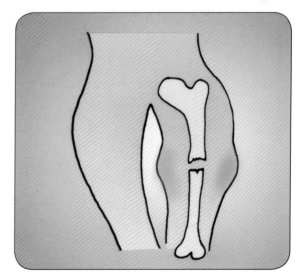

闭合性骨折示意图

闭合性骨折：受损骨头的周围皮肤没有破损。

12.1 骨折现场固定

☞ 现场固定的目的

① 限制肢体活动，从而避免加重骨折断端对血管、神经、肌肉等组织的损伤。

② 减轻疼痛，防止休克。

③ 便于搬运。

☞ 可以用作托板的东西

书、木板、雨伞、自己的肢体等周围物品或生活物品。

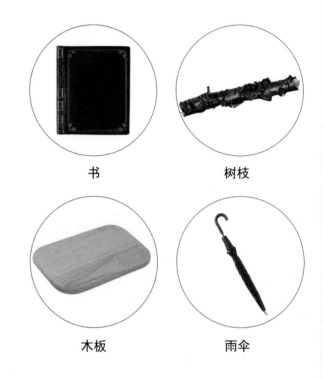

书　　　　　　　树枝

木板　　　　　　雨伞

☞ 固定原则

① 夹板必须包括骨折两端的关节。

② 患者尽量静止不动，不要反复移动患者。

③ 夹板等固定材料置于伤肢外侧。

④ 先固定骨折近端，后固定骨折远端。

⑤ 夹板与伤肢之间，夹板与骨突出处（如关节处）、肢体空隙部位需要衬垫，如毛巾、衣物等。

⑥ 严禁将刺出伤口的断端送回伤口内，以免加重污染。

⑦ 肢体末端要尽量露出，以便观察骨折断端的血液循环情况。

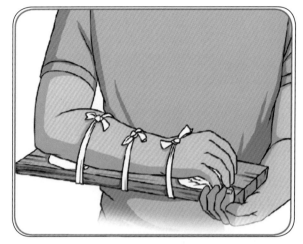

固定要露出肢体末端

12.2 前臂闭合性骨折的处理方法

用杂志或类似物折叠成一夹板，然后用绷带或类似物将夹板固定，防止移动。

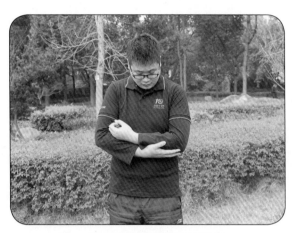

第一步：用手托住受伤的前臂。

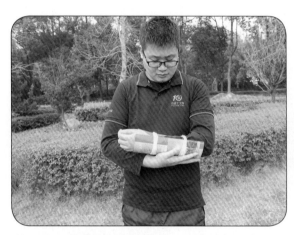

第二步：前臂外侧夹板固定，可将受伤的胳膊平放在杂志中，起到良好的固定效果。

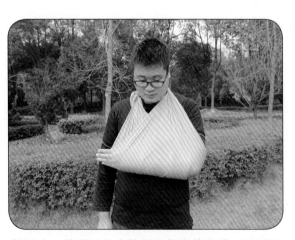

第三步：使用三角巾等类似物兜着伤臂，然后两端分别绕过颈后，在后面打个结。

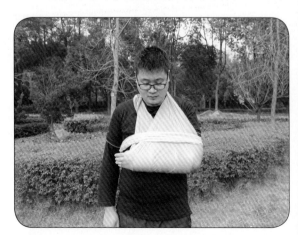

第四步：在胸部和悬吊带上用宽的绷带围绕包扎，固定手臂。

12.3 上臂闭合型骨折的急救法——一块夹板法

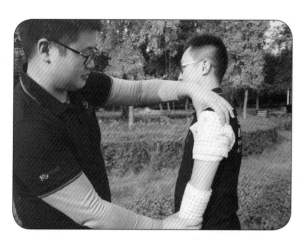

第一步：用手托住受伤的上臂。

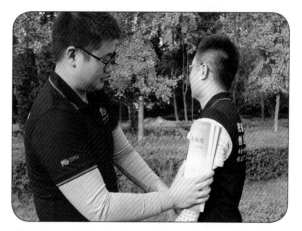

第二步：上臂外侧夹板固定，将受伤的上臂放在杂志中，起到良好的固定效果。

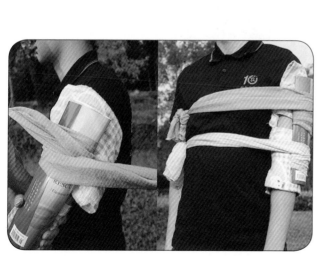

第三步：用三角巾等类似物（围巾）固定骨折近端、远端及胸部。

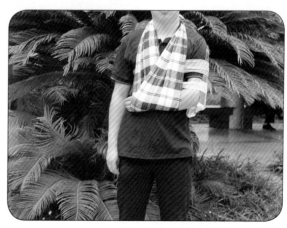

第四步：使用三角巾等类似物兜着伤肢前臂，然后两端分别绕过颈后，在后面打个结。

12.4 下肢闭合性骨折急救方法

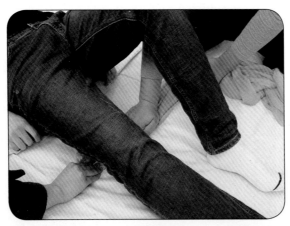

第一步：患者仰卧，静止不动，用手支撑住骨折部位。

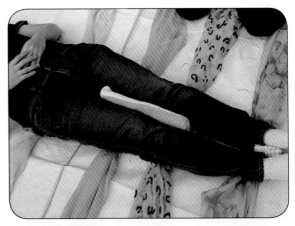

第二步：双腿间放一长衬垫，用未受伤腿作为夹板。

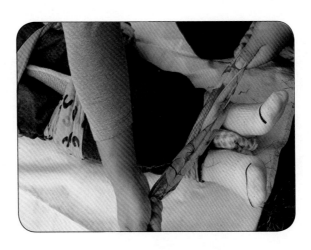

第三步：固定骨折两端及双腿。

12.5 开放性骨折的急救方法

☞ 原则

先止血，再包扎，最后固定。

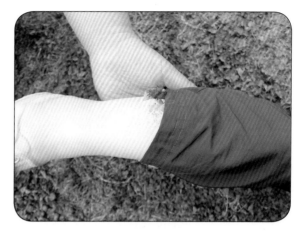

开放性骨折

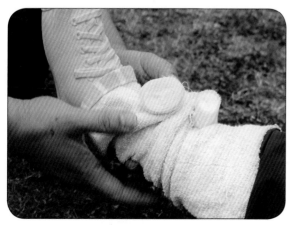

第一步：止血。

用无菌敷料或大块干净的衣物覆盖伤口，紧压受伤部位周围止血，不可按压突出的断骨。

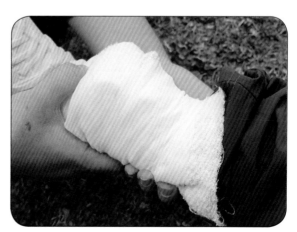

第二步：包扎。

骨折断端处理同异物处理，用干净柔软的物体垫托在断端周围进行包扎。最后是固定，原位固定。

12.6 断肢的急救方法

☞ 患者的处理

压迫止血，包扎，固定。

☞ **断肢的处理**

断肢需要保持干燥、低温保管，4℃较为适宜。如此能降低代谢率，为断肢再植赢得时间。

断肢处理禁忌

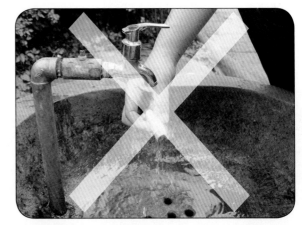

断肢不可用水或酒精清洗、浸泡、消毒

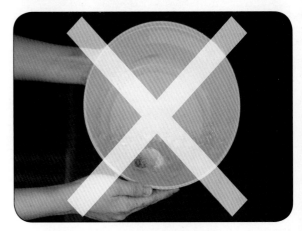

断肢不可放入塑料袋中直接接触冰块

☞ 断肢的正确处理步骤

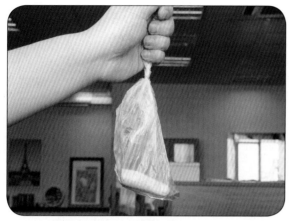

第一步：将断肢放入一干净的塑料袋中，封闭好。

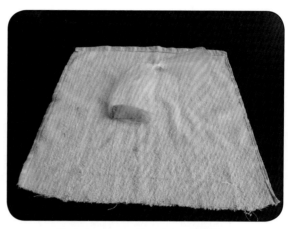

第二步：用毛巾或衣物等包裹。

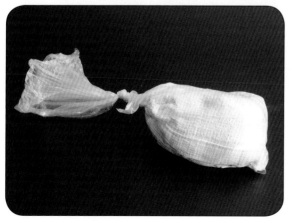

第三步：包裹好的断肢再放入一个塑料袋中，封闭好。

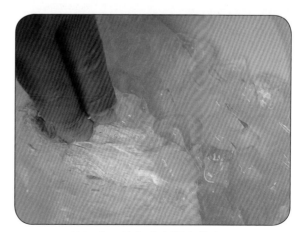

第四步：放入冰水混合物中。

13. 鼻出血

鼻部解剖图：鼻中隔前部富于毛细血管汇聚吻合丛，鼻出血好发区。

☞ 常见的鼻出血原因

⊙手指抠鼻孔

⊙塞东西进入鼻孔

⊙天气干燥

⊙高血压

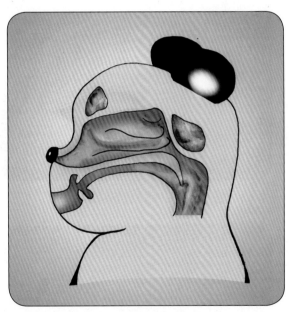

鼻部示意图

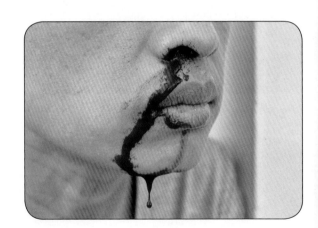

鼻出血

☞ **鼻出血正确的处理方式**

取坐位或半躺位，解开衣服上面的扣子，头部竖直，上半身稍前倾，使血液从鼻腔流出，并可冷敷颈部、额部。

拇指、示指按压鼻腰部 5 ~ 10 分钟。

☞ **注意事项**

1. 不要讲话、吞咽、咳嗽，这些运作都可能影响血液凝结。

2. 不可向鼻孔内塞入棉花、卫生纸等，因为这些填充物很难从鼻腔清理出去，容易继发感染。

3. 出血止住后避免用力，安静休息几个小时。

4. 捏住鼻腰部 5 ~ 10 分钟，松开后仍然出血，则需要急救，应去医院就医。

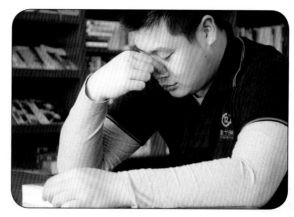

鼻部止血

14. 牙齿脱落

　　牙齿脱落，患者口腔出血，可咬住干净的柔软物体如纱布、湿巾之类止血。

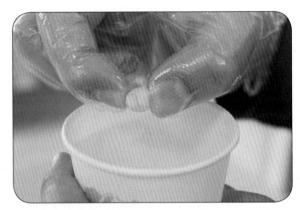

脱落的牙齿放入清水中

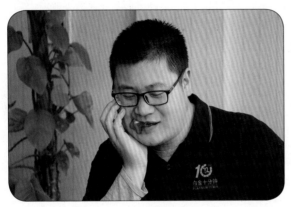

牙齿脱落

　　异常脱落的牙齿，一定要保持湿润。可以将脱落的牙齿放入清水或纯牛奶中，或者含在口中，及时（半小时内）去医院口腔科。（千万不要把它吞下去）

　　牙齿分为容易看见的"齿冠"和埋在牙龈中看不到的牙根。拿牙齿时，必须抓咀嚼的部位，千万不要碰到牙根部。

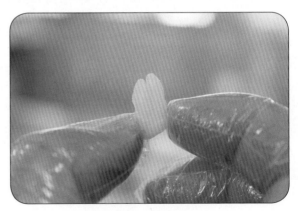

正确捏握牙齿的方法

15. 烫伤

烫伤指被高温气体、液体、火焰等烫到时发生的皮肤损伤，在任何地方都可能发生。

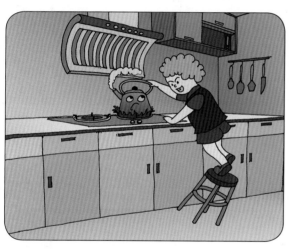

烫伤情景

☞ 临床表现

根据烫伤程度可以分为：Ⅰ度、Ⅱ度、Ⅲ度烫伤。

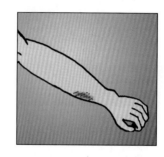

Ⅰ度烫伤

只损伤了表皮。表现：局部发红、肿胀，无水泡，稍有疼痛。

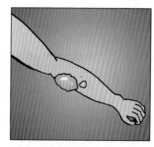

Ⅱ度烫伤

损伤累及真皮。表现：局部红肿，大小不等的水泡，有烧灼的疼痛感。

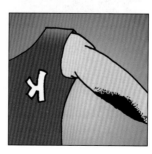

Ⅲ度烫伤

损伤伤及皮肤全层，深达肌肉、骨骼。表现：皮肤干燥，呈灰或红褐色。因神经损伤，反而无疼痛。

15.1 烫伤的急救

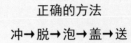

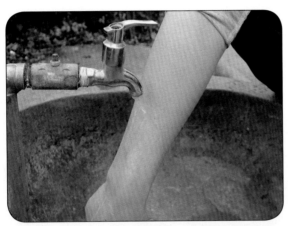

第一步：冲。

给烧烫伤部位降温。用冷水冲洗受伤部位10～30分钟止疼，防止烧烫伤面积扩大，损伤加重。严重的患者应该同时冲洗和送医院，不可耽误时间。

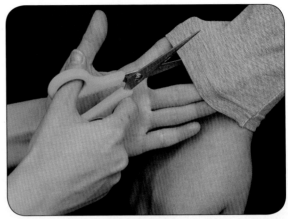

第二步：脱。

在烧伤部位皮肤肿胀之前，脱掉患处的衣物（最好是剪开）。取掉首饰、腰带等服饰配件。注意：不可强行脱去粘在皮肤上的衣物，会引起皮肤撕脱。

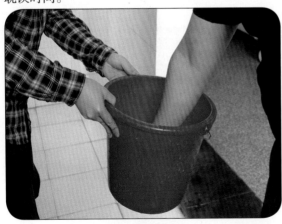

第三步：泡。

浸泡在冷水中。

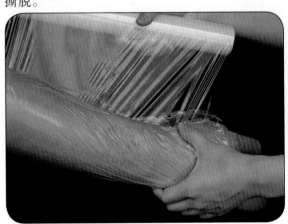

第四步：盖。

在患处用保鲜膜覆盖或套上一个干净的塑料袋。

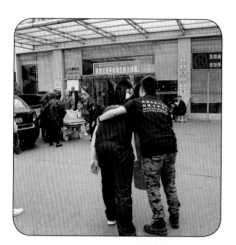

第五步：送。

及时将伤员送往医院。

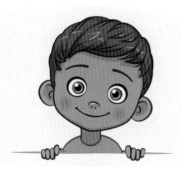

小提示

参与任何急救，都不要慌乱，要明白哪些该做，哪些不该做。有时，错误的救治带给伤员的伤害会比伤害本身更加严重。

烫伤处理禁忌

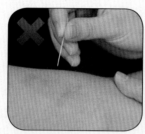
不能弄破水泡。

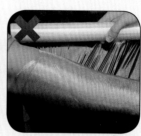
包扎时不能太紧。

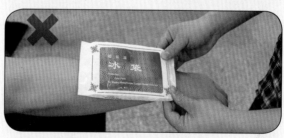
不能用冰块直接冰敷烫伤处。

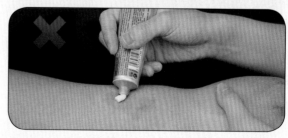
不能使用不清楚的药膏，更不能涂酱油醋之类物品。

16. 伤员的搬运

☞ 单人搬运法：扶行法

适用于意识清楚且能行走的伤员。

一手绕过伤员身后抓住伤员裤带，伤员健侧上肢绕过急救者颈部，急救者另一只手紧握伤员手或手腕，行进时两人内侧腿同时前进。

☞ 单人搬运法：背负法

适用于意识清醒尚可站立，但不能行走，并且体重较轻的伤员。不适用于骨折患者或失去意识的患者。

急救者背向伤员，蹲下，伤员双臂抓抱在急救员胸前，双手腕紧握。急救员双臂分别抓绕伤员双下肢，可紧握腰带，要挺直缓慢站立。

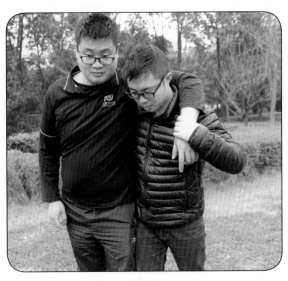

扶行法

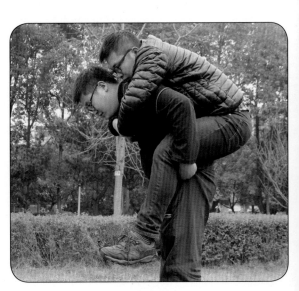

背负法

☞ 单人搬运法：手抱法

适用于不能行走，体重较轻a的伤员。

急救员靠近伤员蹲下，一手臂从伤员腋下绕过肩背至对侧腋下，环抱身体，另一只手抓抱住伤员双膝关节，缓慢站立。

☞ 单人搬运法：拖运法

适用于意识不清且急救员无力搬运的伤员。

将伤员双手交叉置于胸前，急救员在伤员身后，双手穿过伤员腋下，紧握手腕和手臂，用力向后拖行。

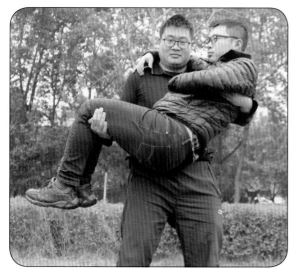

手抱法

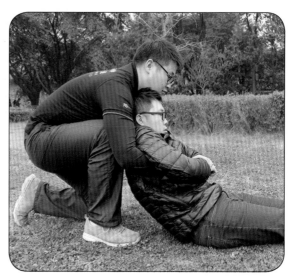

拖运法

16. 伤员的搬运（续）

☞ 单人搬运法：爬行法

适用于意识不清且急救空间通道狭窄。

伤员仰卧，将伤员双手捆绑，急救员面对伤员，跨过其身体，双膝跪下身体前倾，将伤员双手置于颈背部，用于提起伤员头、颈、胸部，向前缓慢前进。

☞ 双人搬运法：背负法

适用于意识清楚，上肢未受伤且能行走的伤员。

两名急救员各站在伤员一侧，一手绕过伤员身后抓住伤员裤带，伤员上肢绕过急救员颈部，急救员另一手紧握伤员手或手腕。注意步伐协调。

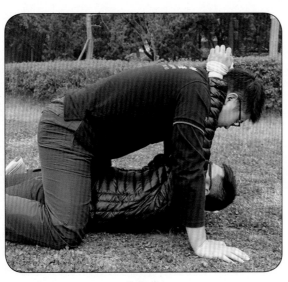

爬行法

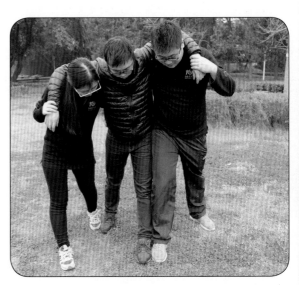

双人扶行法

☞ 双人搬运法：**前后扶持法**

适用于意识清楚可站立，但不能行走，体重较轻伤员。

将伤员双臂交叉置于胸前，一名急救员蹲在伤员身后，双手穿过伤员腋下，紧握手腕和前臂。另一名急救员蹲坐伤员腿部将其双脚叠放，并双手紧握脚踝部，两名急救员同时缓慢站起。

☞ 双人搬运法：**双手法**

适应于意识清楚，上肢受伤且无力行走的伤员。两名急救员各站立于伤员一旁，各伸一只手在伤员背后交叉，抓紧伤员裤带。另一只手在伤员膝关节处互扣手腕，急救员将身体尽量贴近伤员，腰部挺直缓慢站立，一起步行，同时迈外侧脚。

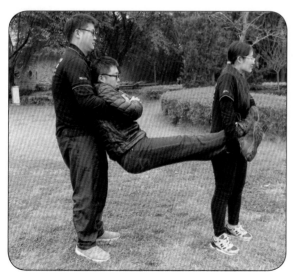

前后扶持法

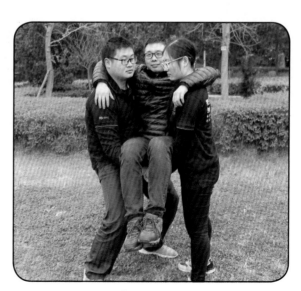

拖运法

16. 伤员的搬运（续）

☞ 多人及器械搬运法

病情危重，体重较大，或者脊柱损伤的伤员。

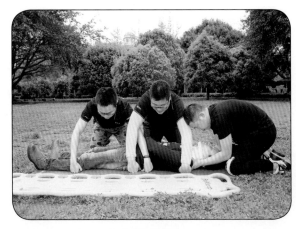

多人搬运法之一

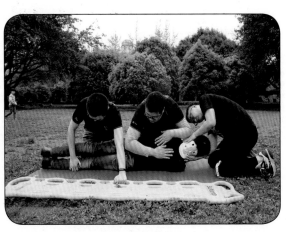

多人搬运法之二

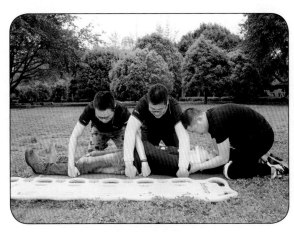

多人搬运法之三

☞ 搬运注意事项

1. 减少不必要的搬运。

2. 搬运伤员与搬运货物不同，需要结合伤情，选择合适的搬运方法。

3. 搬运时还要随时观察伤情。

4. 要保护患者，不要让其摔下，防止因搬运加重病情。

5. 保护自身，互相协调，避免自身摔倒。

6. 搬运者要保护自身腰部，采用科学的搬运法——半蹲法。搬运者先蹲下，保持腰部挺直，利用大腿的肌肉力量把患者抬起。

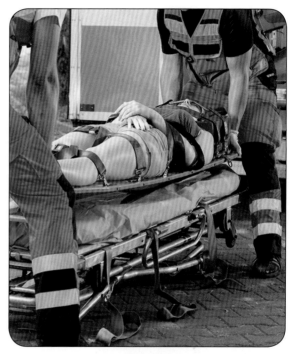

搬运伤员

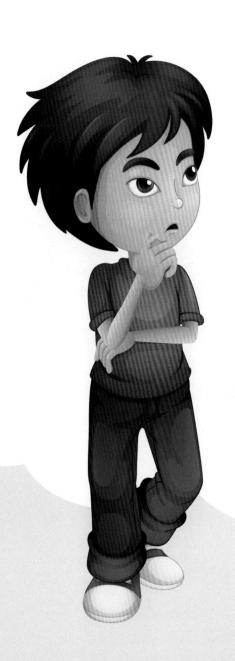

第 6 部分

重疾篇

1. 动脉粥样硬化

☞ 为什么我们要学习动脉粥样硬化？

动脉粥样硬化是指我们的动脉变硬增厚，管腔狭窄，脂类物质在管壁沉积，形成动脉粥样硬化。

不良的生活习惯是导致体内血管河床淤积、狭窄、堵塞的罪魁祸首！

☞ 动脉粥样硬化会导致哪些疾病？

发生在脑部动脉，则会减少脑血流，出现脑功能受损、痴呆或精神异常，会忘记微笑，忘记结发的夫妻，忘记父母，忘记儿女。发生在肾动脉，肾排泄功能降低。发生在周围血管疾病，引起肢体缺血。

如果发生血管堵塞，堵塞在脑部则会出现脑卒中，心脏会出现心肌梗死。堵塞在肢体会引起肢体坏死。

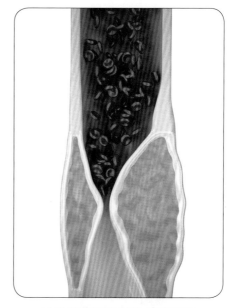

动脉粥样硬化导致血管堵塞

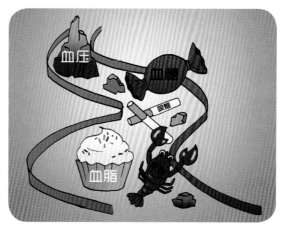

不良的生活习惯是罪魁祸首

1.1 动脉粥样硬化的形成过程

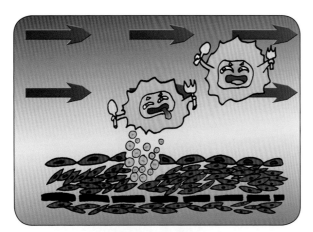

第一步：吞噬。

坏胆固醇（低密度胆固醇和甘油三酯）发生变形后被单核细胞一口吞下。

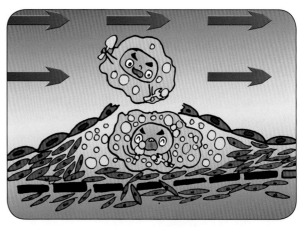

第二步：泡沫细胞。

单核细胞变成一团肥滋滋、油腻腻的泡沫细胞。

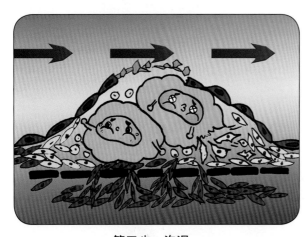

第三步：泡泥。

泡沫细胞堆积呈泡泥。

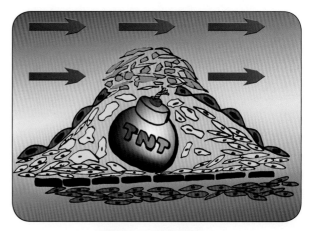

第四步：堵塞血管。

泡泥卡在动脉血管壁上，越积越厚，像颗不定时炸弹，一旦破开，将堵塞血管。

动脉粥样硬化形成的过程（微观）

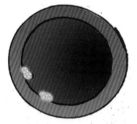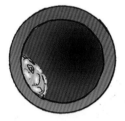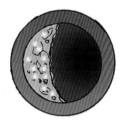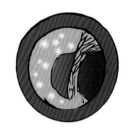

动脉粥样硬化形成的过程（宏观）

预防动脉粥样硬化

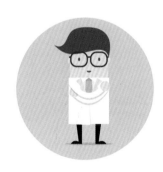

有很多原因可以引起动脉粥样硬化，一些原因是无法改变的，例如性别、遗传和年龄等，但我们是可以通过建立健康的生活方式，预防或延缓动脉粥样硬化的发生。

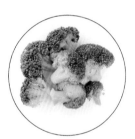

健康饮食

多吃蔬菜和水果。

体育锻炼

加强锻炼，减少久坐。

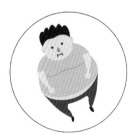

控制肥胖

运动，健康饮食。

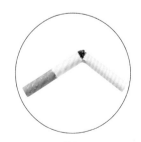

戒烟

不吸烟。

2. 脑卒中

脑卒中，也就是人们常说的"中风"，是一种急性脑血管疾病，包括出血性中风（脑出血）和缺血性中风（脑梗死），具有高发病率、高致残率、高死亡率、高复发率和高经济负担"五高"特点。

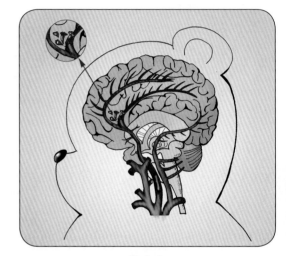

脑出血

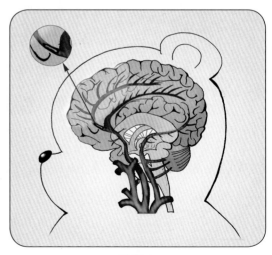

脑梗死

☞ 为什么我们要学习脑卒中的急救知识？

对有老人的所有家庭格外重要，也包括老人自己。因为老人是脑卒中的高危群体。脑卒中后，4～6分钟脑细胞就会逐渐死亡，就会失去用餐的能力、走路的能力、大小便的能力，会忘记怎么微笑，会忘记结发的夫妻，忘记父母，忘记儿女，所以是非常严重的。如此严重的脑卒中，最重要急救的黄金时间是在中风后3小时内，需要警惕脑卒中的症状，一旦有卒中的症状都应该立即送到医院急诊。

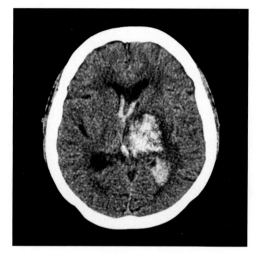

脑出血的 CT 片

2.1 脑卒中的症状——120

请大家留意他们有没有脑卒中的症状——120症状。

只要有卒中症状，就有危及生命的严重情况，症状可以急转直下，随时变化，一旦有症状就应该立即就医。

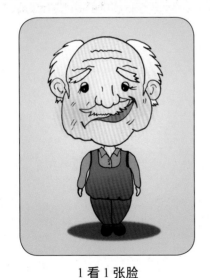

1 看 1 张脸

请笑一笑，双侧不对称，口角歪斜。

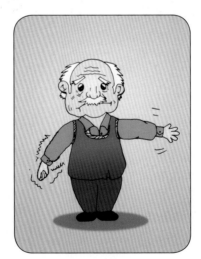

2 查 2 只胳膊

请双手平举超过肩部，是否单侧无力，是否有一边的手无力下垂。

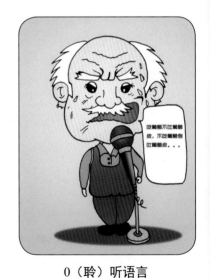

0（聆）听语言

听语言，请说一个稍微难点的句子，看看是否有口齿不清。

2.2 遇到脑卒中，我应该做和不该做什么？

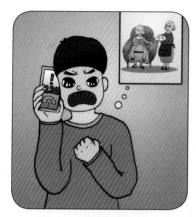

拨打 120 急救电话

不要惊慌，赶快拨打120急救电话。

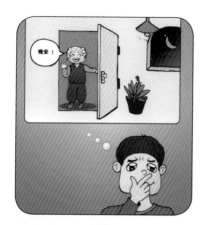

回忆

回忆最后一次见到患者正常的时间。

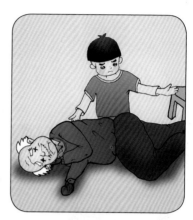

复苏体位

如果患者意识障碍，要采取复苏体位。如果有糖尿病，则需要测血糖。

我应该做的

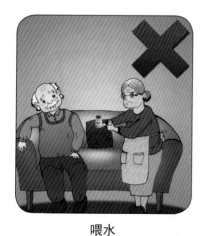

喂水

不向患者嘴里喂食、喂水！

我不该做的

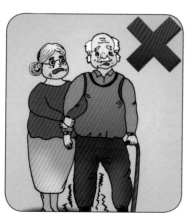

移动患者

不能随意移动患者。因为肢体无力可能造成患者摔伤！

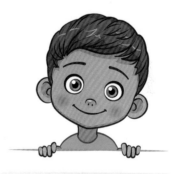

小提示

昏迷的患者不可仰卧，可能出现呕吐窒息，舌根后坠会阻塞呼吸道。应采用复苏体位。

113

2.3 医院会怎么做

医院会为患者尽快安排 CT 检查，明确脑卒中的性质，是出血还是梗死。

抓紧时间完善一整套完整的评估，注射打通血管的血栓溶剂或手术治疗。

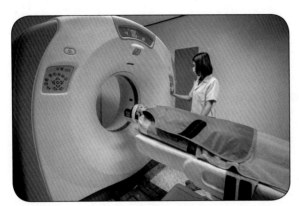

CT 检查

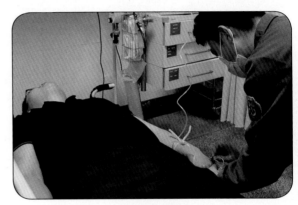

溶栓治疗

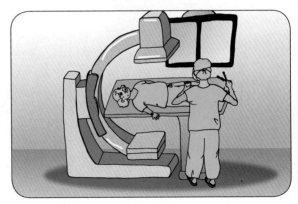

手术治疗

3. 心肌梗死

心脏是供应全身血流的中心，心脏冠状血管的粥样硬化斑块突然破裂，将导致局部血栓形成，从而堵塞心脏的血管，造成供血区心肌梗死。

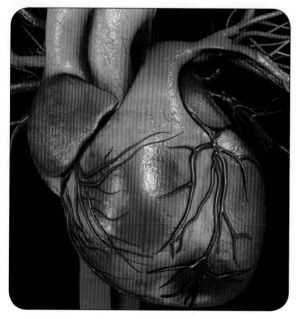

心肌梗死

☞ 主要表现

胸部疼痛，心功能衰竭，发生室颤甚至死亡。

☞ 什么样的胸痛很危险？

*持续胸痛无法缓解。

*伴有呼吸困难。

*胸口有压迫感，像块石头压在胸口。

*疼痛可连带痛到左手臂或背后，甚至出现冒冷汗、晕厥。

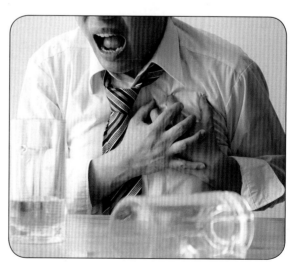

胸痛患者

3.1 遇到胸痛，应该做和不该做什么

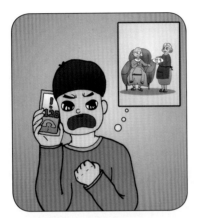

拨打 120 急救电话

持续胸痛应该向人求救，拨打 120。

我应该做的

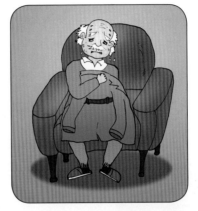

休息，坐下或躺下

立刻停下手里的工作，坐好或躺好休息避免情况加重，不可勉强行走或搀扶就医。

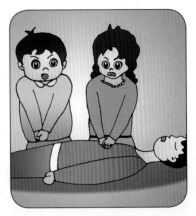

心肺复苏

一旦胸痛患者发生意识丢失，多数是发生心室颤动，一种致命性心律失常，应立即开始心肺复苏和除颤。

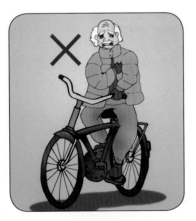

停止用力

休息，停止一切用力的运动。

不该做的

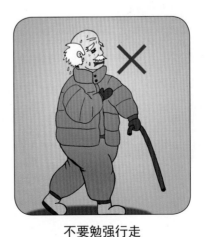

不要勉强行走

休息，不要继续行走，以免增加心脏负担。

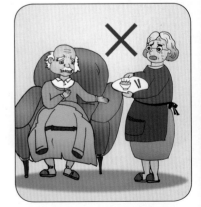

不要乱吃别人的心脏药物

不要乱吃药物，以免加重病情。

3.2 医院会怎么做

立即进行心电图检查，抽血检查如心肌损伤标志物检查。

即使第一次心电图、心肌损伤标志物检查正常，若症状典型，仍须留院观察，3～6小时后复查。

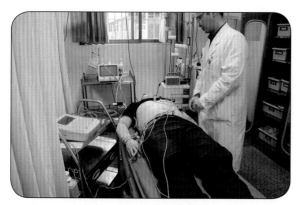

心电图检查

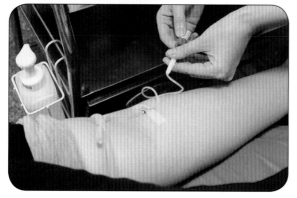

抽血，检查心肌损伤标志物

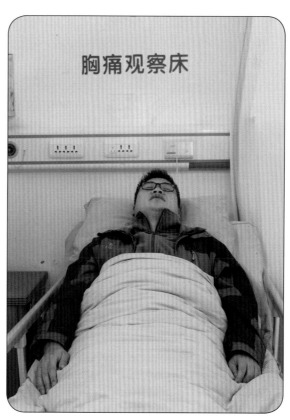

留院观察

3.3 心脏介入手术

　　既往急性心肌梗死只有药物治疗，现今有更先进的介入手术治疗。急性心肌梗死是冠状动脉内血栓形成，堵塞冠状动脉，引起供血区心肌缺血和坏死。医生在 X 线下，通过导管操作，把一个金属支架放在堵塞的冠状动脉处，然后用球囊撑开，安放支架让血管再次畅通起来，恢复心肌血供。

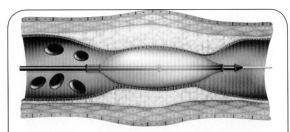

冠脉支架和扩张球囊放置在狭窄的冠状动脉处

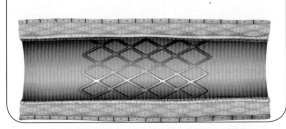

球囊扩张支架，冠状动脉恢复畅通的血流

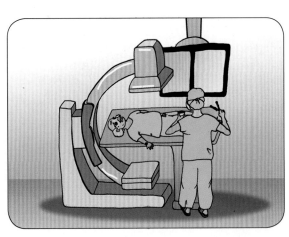

介入手术

4. 脑卒中和心肌梗死的急救流程

☞ 脑卒中的急救流程

① 120 症状图。

② 拨打 120 急救电话。

③ 评估溶栓或者介入手术。

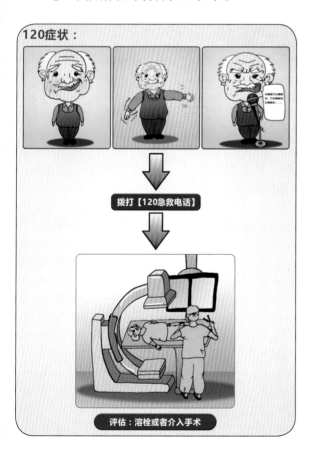

☞ 胸痛的急救流程

① 胸痛发作，休息，停止运动。

② 拨打 120 急救电话。

③ 介入手术。

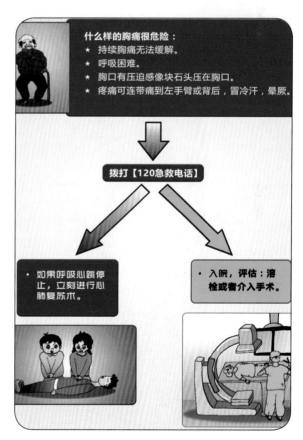

胸痛的急救流程

119

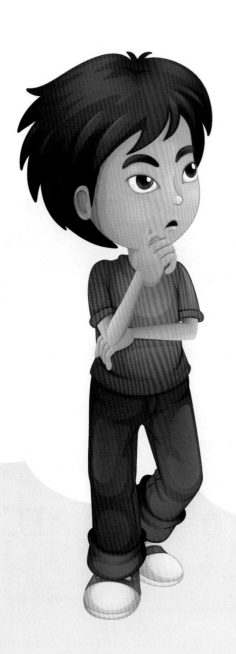

第 1 部分

意外篇

- ☐ 触电
- ☐ 窒息性气体中毒
- ☐ 淹溺
- ☐ 食物中毒
- ☐ 踩踏事件

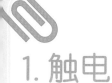

1. 触电

触电事故造成的伤害，与电流强度、触电时间相关。

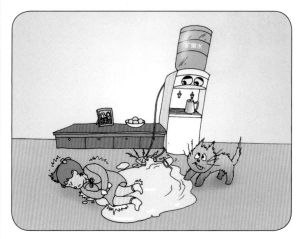

触电

☞ 急救方法

抢救原则：一定要迅速切断患者与触电点的接触。

方法一：将触电者拨离或移离触电点，必须使用不导电的干燥绝缘物体。施救者本身也要做好防护，必须站在绝缘材料上。

方法二：关闭电源保险，这是最安全的方法，但常常不够及时，尤其是在陌生的环境中。

触电时如果电流经过心脏，即可导致心脏节律紊乱、心室颤动，须立即心肺复苏和 AED 除颤。

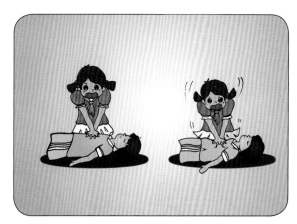

心肺复苏

2. 窒息性气体中毒

窒息性气体是指由于其存在使空气中氧含量降低，导致身体缺氧窒息的气体。

家庭或公共场所能遇到的窒息性气体常见的有：一氧化碳、甲烷、二氧化碳、氮气、水蒸气等。

急性窒息性气体中毒是指短时间内吸入较大量单纯窒息性气体后，引起的以中枢神经系统损害为主的全身性疾病。严重者致命。

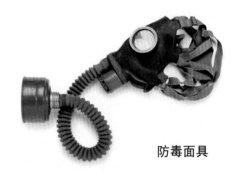

防毒面具

☞ 急救措施

1.确认现场是否有气体爆炸的危险。施救者要准确判断状况，用氧气罩或湿毛巾捂鼻，确保自身安全后再进行救助。

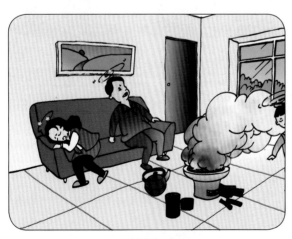

一氧化碳中毒

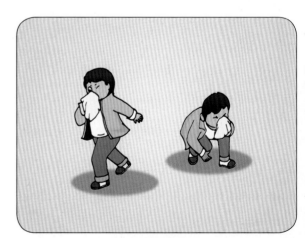

湿毛巾捂鼻

2.将患者移到有新鲜空气的地方，或将窗户、房门打开，使空气流通。不可打开室内电源照明。

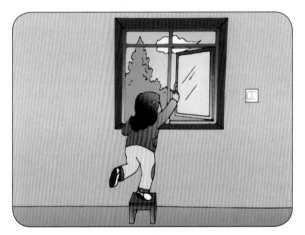

开窗

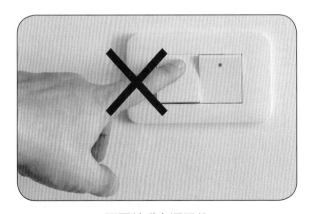

不要触碰电源开关

3.拨打急救电话110、119、120。

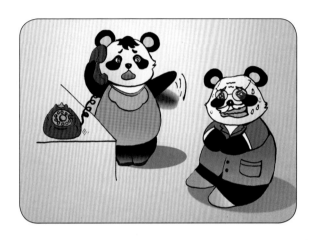

拨打急救电话

4.患者如果没有反应和呼吸，立即进行心肺复苏术。

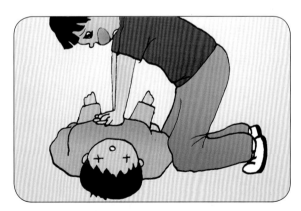

心肺复苏

3. 淹溺

淹溺是青少年儿童最常见的意外死亡原因。同时必须要明确营救淹溺者也是很危险的行为。

禁止游泳的标志，代表这里有危险。

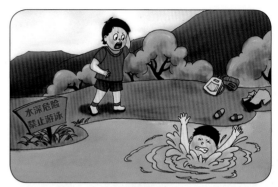

淹溺

首先考虑在岸上救助，可以往水中扔漂浮物，如木板、木箱，也可以借助木棍、绳索等物施救。下水救助时，要脱掉衣服、鞋袜，带上漂浮物和带绳子的救生工具，接近溺水者后要保持距离。

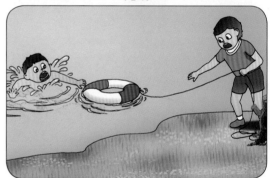

救生圈

☞ 溺水者的急救措施

将溺水者救上岸边后，首先判断对方有无意识，有无呼吸。如果没有意识和呼吸，立即启动心肺复苏流程。

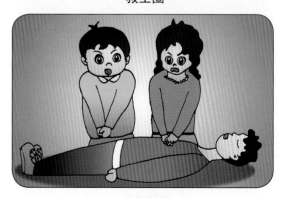

心肺复苏

☞ **注意事项**

溺水者常见有颈部损伤，需要检查颈椎并进行固定。

判断溺水者口腔内有无异物，如果有则需要清除。

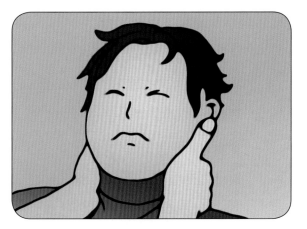

固定颈椎

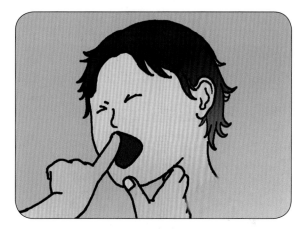

口腔护理

救护成功后应及时对溺水者保暖。

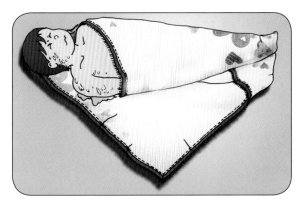

保温

3. 淹溺（续）

溺水者灌进胃肠道的水，不会立即对生命造成危险，不必强行给溺水者控水。

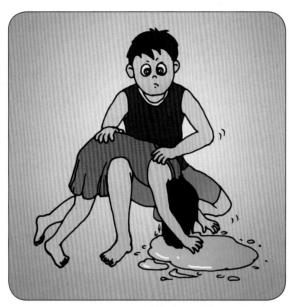

控水图

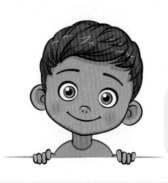

☞ 预防

☺ 儿童玩水或游泳的时候一定要有成年人陪伴。

☺ 在河里游泳或进行水上活动时候要穿戴救生衣。

☺ 儿童在水边玩耍时要看紧儿童。

☺ 有危险标志的地方不要戏水也不要靠近。

☺ 游泳之前要充分做好准备工作。

☺ 游泳的时候要进行适度的休息。

☺ 酒后绝对不能游泳。

☺ 身体状况不好，睡眠不足，疲劳状态下不要入水。

☺ 不要单独到远处游泳。

珍惜生命。遇到禁止游泳、下水的警告，提示这些水域很危险，千万不要不听劝阻地下水游泳。

4. 食物中毒

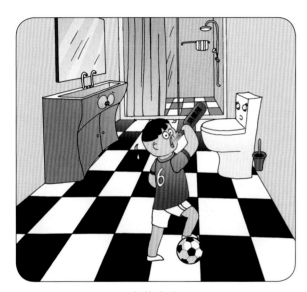

食物中毒

☞ 服用毒物时需要了解以下情况

① 吞食的时间。

② 吞食的毒物的名称。

③ 吞食的量。

④ 积极寻找相关线索，如物品的包装盒、容器等。

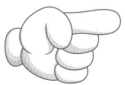

☞ 急救措施

催吐，对吞食了作用快、毒性强的物质后，催吐很重要，用手指刺激喉咙后壁，进行催吐。第一次呕吐后，可饮用清水300毫升左右，反复再次催吐。

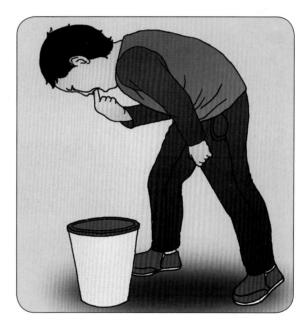

催吐

以下情况不能催吐：①昏迷、意识不清的患者；②服用的是腐蚀性物质；③服用的是强酸强碱如洁厕剂等，并且不能用盐水来催吐。

5. 踩踏事件

球场、商场、狭窄的影院、酒吧等场所，以及集会、演唱会和游行等活动中容易发生踩踏事故。

近些年来，学校发生的踩踏事件并不少见，学校踩踏事件的安全教育刻不容缓。

☞ 陷入人流中我们应该怎么办呢？

保持镇定，保持站立，防止摔倒。与周围的人简单沟通，告知周围人情况，并一起大声喊"后退"。

让后退的意图逐步传达到人潮外围。外围的先迅速撤离疏散。

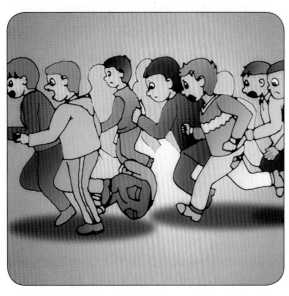

踩踏事件

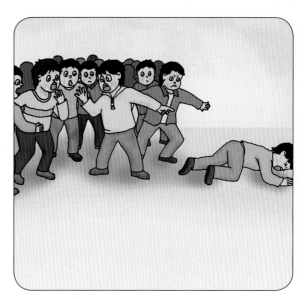

后退

参加集会时，不要穿高跟鞋，一旦稍有外力，就可以造成重心不稳，容易摔倒，成为诱发踩踏事件的"漩涡"。

陷入人群中，一定保持站稳，不要倾斜失去重心。不可弯腰拾取东西或有系鞋带之类的动作。

儿童、孕妇、老年人以及体质孱弱者不宜参加集会。

参加集会时，要随时保持警惕，不要挤向喧哗处看热闹。

顺着人潮移动的方向走，切不可试图超过别人，更不能逆行。

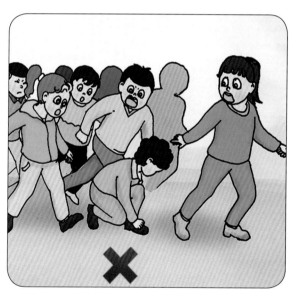

不系鞋带

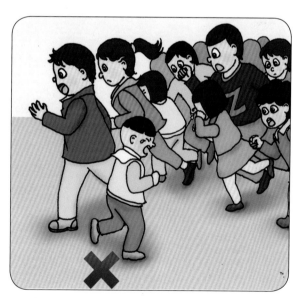

不要逆行

5. 踩踏事件（续）

如果不幸被挤倒，则要设法靠近墙角，采用俯卧姿势。

身体蜷缩为球状，双手在颈后紧抱后脑，双肘支撑地面，以保护身体最脆弱的部位。

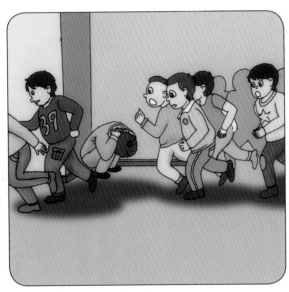

靠墙角避难

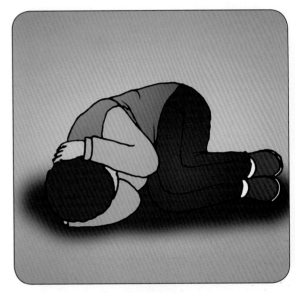

俯卧特写

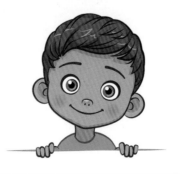

从小养成讲秩序的好习惯。
不要在人群中制造谣言，避免诱发混乱。

☞ 预防踩踏事件

养成排队的良好习惯。

在公共场所明确安全通道的位置。

安全通道保持通畅，定期排查，不要堆放杂物。

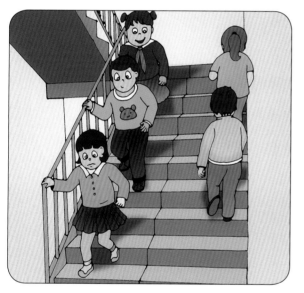

排队

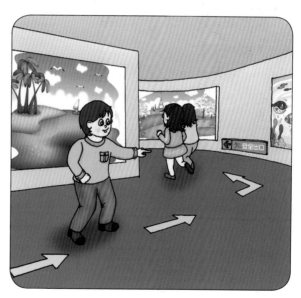

安全通道

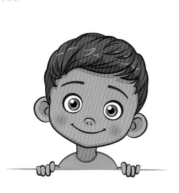

人群中不要打闹，避免诱发混乱。

遇事不慌乱，随时要想到避险措施。

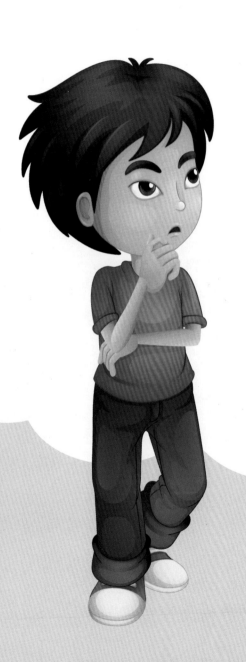

第 8 部分

急救箱

1. 急救箱的准备

一旦发生了紧急情况，一个药品齐全的家庭急救箱是绝对不可缺少的。需要备齐外用药、内服药、外伤用品、应急用品等。

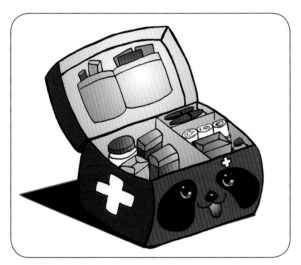

急救箱

外用药物包括消毒药水、止痒膏、蚊虫叮咬膏、漱口水等。

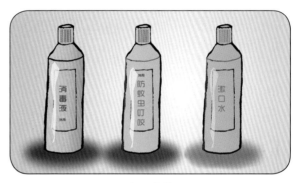

外用药物

内服药物包括感冒药、退烧药、止痛药、止泻药，以及根据各家家庭成员的具体情况准备常用药品，比如心脏药品。

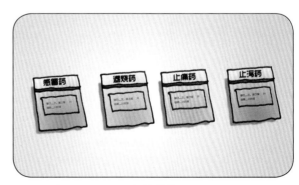

内服药物

1. 急救箱的准备（续）

外伤用品包括创口贴、绷带、纱布、三角巾等。

应急用品包括体温计、镊子、钝头剪刀、胶带、冰块、血压计等。

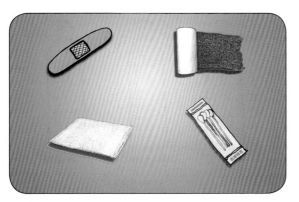

外伤用品

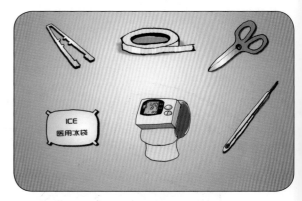

应急用品

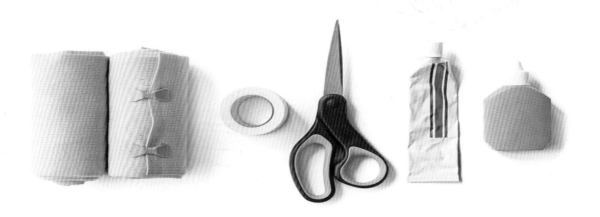

2. 急救箱的管理

☺　急救箱应放在避免阳光直射、干燥、儿童接触不到的地方。

☺　不要把急救箱收起来，要把它放在显眼的地方。

☺　有小孩的家庭需要准备一个小孩常用的急救箱。

☺　必须定期对其进行检查，补充不足的药品并替换过期的物品。

☺　放入一个笔记本记录急救箱中的药品，记录购买日期和开封日期，确认药品的有效期限。

　　保管药品的正确方法如下：

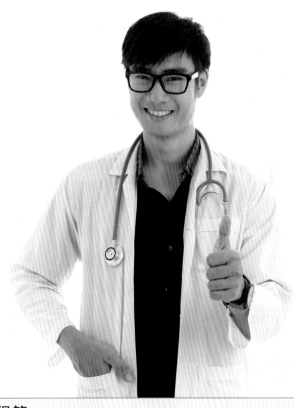

药物保管	
胶囊丸剂	开封后 1 日内服用
液体类药	开封后 3 个月内服用，如瓶底有沉淀或变色，即须扔掉
软膏	开封后 6 个月内使用
消毒剂	开封 1 年内使用，不要长时间打开盖子

3. 急救卡

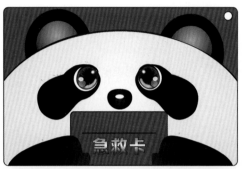
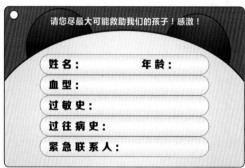

横式红色急救卡
（正面和背面）

请您尽最大可能救助我们的孩子！感激！

姓名：　　　　　年龄：
血型：
过敏史：
过往病史：
紧急联系人：

竖式红色急救卡
（正面和背面）

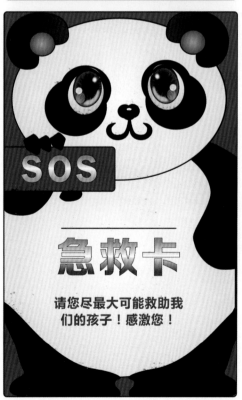

SOS

急救卡

请您尽最大可能救助我
们的孩子！感激您！

姓名：＿＿＿＿＿
年龄：＿＿＿＿＿
血型：＿＿＿＿＿

过敏史：＿＿＿＿＿＿
过往病史：＿＿＿＿＿＿
紧急联系人：＿＿＿＿＿
＿＿＿＿＿＿＿＿＿＿＿

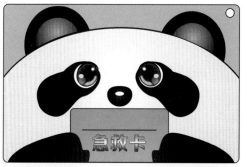

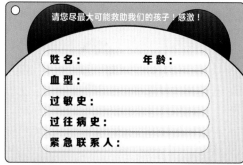

横式绿色急救卡
（正面和背面）

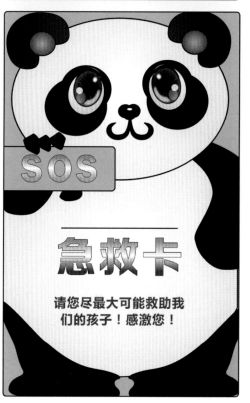

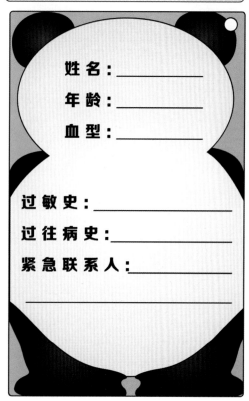

竖式绿色急救卡
（正面和背面）

后记

愿孩子多一份知识，少一分危险！

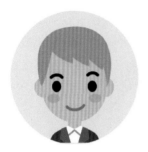

记者

医生

您是一名急诊科医生，为什么要出这样一套面向青少年的科普书呢？

是的，作为一名急诊科医生，工作是特别忙碌的。在工作中，我们每天遇到的事情是人们因为各种各样的危急症就诊，其中有很多是本可避免的令人痛心的悲剧，比如说：

• 姐弟两人因车祸一死一重伤，起因就是两人在马路上玩耍打闹。

• 一名高中生被送到医院时面色苍白，原因竟然是手臂划伤后不知道怎么止血。

• 一个小男孩从学校被送到急诊科，脸上流血不止，原因是因为小男孩平常就有咬铅笔头的习惯，当天一不小心，铅笔头就扎到了脸上。

……

作为专科大夫，我想我们应该做点什么。我有义务和责任将隐藏在生活中的危险告诉孩子们，让他们有意识规避；另外，当遇到危急情况时，不是吓得六神无主，只会哭，而是会积极使用社会资源和基本的技术操作自救和帮助他人。因此 2016 年，我们自发成立了雏鹰志愿者服务队走进校园，给孩子们科普急救知识，而这本书就是这一年多来进行青少年急救科普工作经验的心得整理和总结，我希望这些浅显易懂、易操作的内容能够通过出版物的形式影响到更多的有小孩的家庭。

 现在市面上有许多的急救科普书，您的书跟这些书有什么不同？

 急救知识、急救理念是在不断更新，不断进步的。现在市面上还没有针对青少年进行急救知识系统解读和技能培训的读物。我们的书从急救的基本理念和操作入手，通过图文并茂、形象生动的形式详细展示了各种急救技能。每一项急救技能都有分解动作的图片或照片，很适合青少年的理解阅读。

 孩子们还太小，需要学习急救知识吗？

 现实生活中意外随时都会发生，然而很多时候家长并不能全天候无间隔地给孩子提供保护，因此在意外发生的紧急情况下，青少年需要有意识和有足够的能力来保护自己、救助他人。

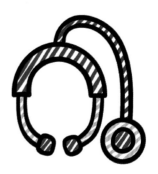

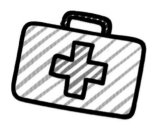

书中我们归纳总结了符合青少年心理生理发育特点的知识和技能，有利于他们模仿学习，这也是本书的一大特点。

您的这本书应该如何阅读和学习呢？

这本书主要是教给大家实用的急救理念和技能。既然是技能操作，就需要孩子亲自动手，才能记忆深刻，并能真正掌握急救技能。即使是最好的专业书籍，也不能取代急救课程的作用。为了更好地将理论与实践结合起来，我建议读者就书中涉及的场景进行模拟演练。对孩子来说，和父母老师一起做急救练习也是很有趣的游戏。但要注意大部分的演练不要在真人身上做，可以用枕头或洋娃娃替代。

听说里面的小主角是您的女儿？

是的，在气道异物这一章节，她是被异物卡住的小模特，小姑娘特别投入，为了表现被异物卡住很难受，拍摄时眼泪都挂在了脸上。作为两个孩子的母亲，我希望孩子们都会急救知识，周围的人也会急救知识，才能远离危险，救助自我，帮助他人。

 我看到书中提到了急救箱，我们每个家庭都需要配备吗？

 当然。巧妇难为无米之炊，虽然我们书中也强调就地取材进行急救，但如果配备有适合自己家庭成员的急救箱就再好不过。同时，在出差、旅游、求学等各种环境下，如果有条件，我们都应该配备相应的急救箱，做到有备无患。

 请您谈谈自己的愿望。

 我们希望通过这样一本图文并茂、形象生动、专业可靠的急救技能科普书，能够为广大青少年和家长朋友们提供专业实用的急救知识和技能，帮助孩子们成为真正的急救小专家！

图书在版编目（CIP）数据

急救小专家成长记之技能训练 / 何顶秀，黄楷森著.
—北京：人民卫生出版社，2017
ISBN 978-7-117-24983-6

Ⅰ.①急… Ⅱ.①何… ②黄… Ⅲ.①急救 – 青少年
读物 Ⅳ.① R459.7-49

中国版本图书馆 CIP 数据核字（2017）第 200634 号

人卫智网	www.ipmph.com	医学教育、学术、考试、健康，
		购书智慧智能综合服务平台
人卫官网	www.pmph.com	人卫官方资讯发布平台

急救小专家成长记之技能训练

著　　者：何顶秀　黄楷森
出版发行：人民卫生出版社（中继线 010-59780011）
地　　址：北京市朝阳区潘家园南里 19 号
邮　　编：100021
E - mail：pmph @ pmph.com
购书热线：010-59787592　010-59787584　010-65264830
印　　刷：北京画中画印刷有限公司
经　　销：新华书店
开　　本：889×1194　1/20　　印张：7.5
字　　数：129 千字
版　　次：2017 年 10 月第 1 版　2017 年 11 月第 1 版第 2 次印刷
标准书号：ISBN 978-7-117-24983-6/R · 24984
定　　价：32.00 元

打击盗版举报电话：010-59787491　E-mail：WQ @ pmph.com
（凡属印装质量问题请与本社市场营销中心联系退换）

58检